高等职业教育新型活页式教材

附数字资源增值服务

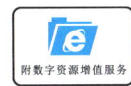

中药制剂检测技术

主编　卢　鑫　杨工昶　张　琳

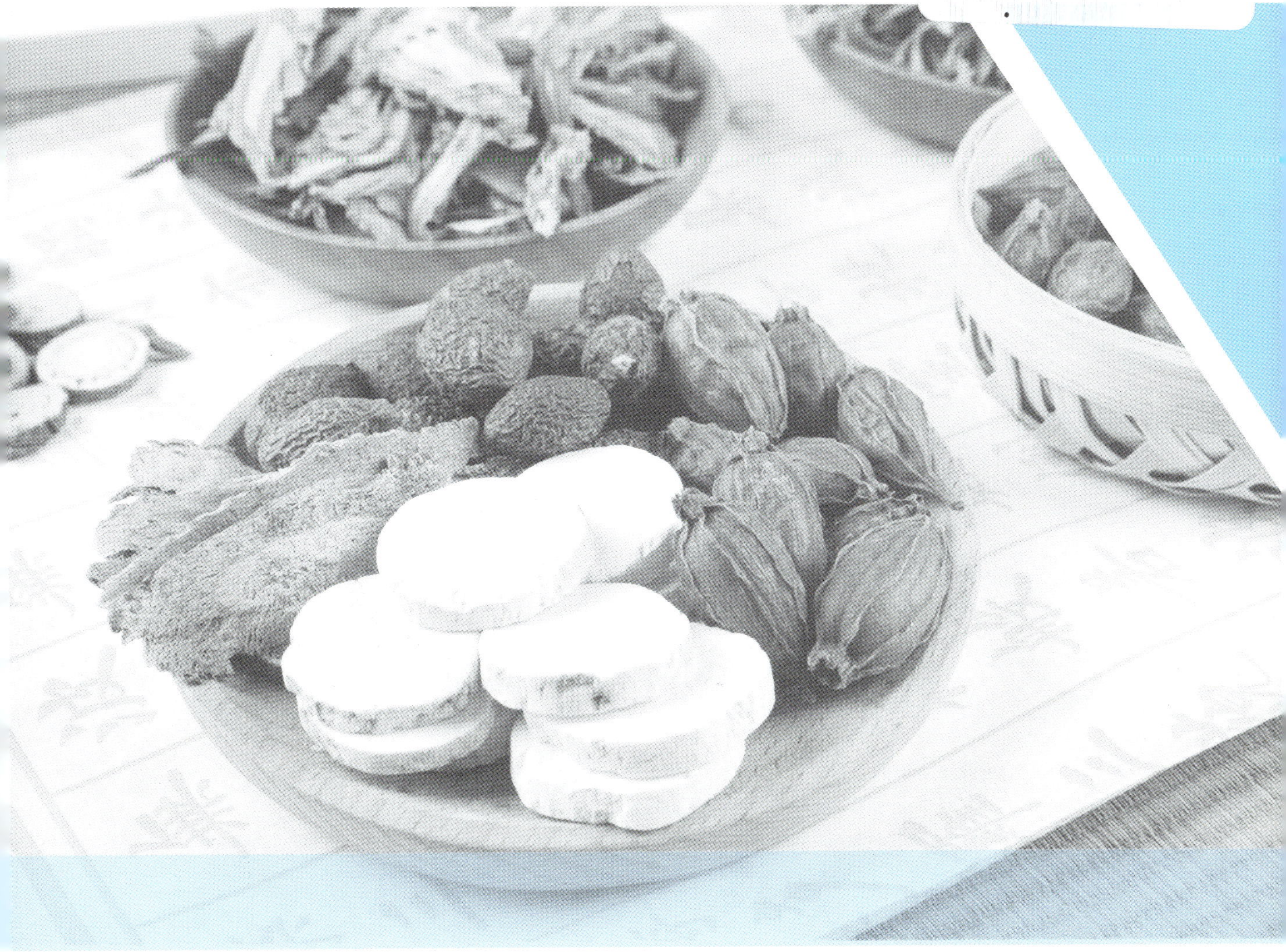

郑州大学出版社

图书在版编目(CIP)数据

中药制剂检测技术 / 卢鑫，杨工昶，张琳主编. -- 郑州：郑州大学出版社，2024.1
ISBN 978-7-5645-9525-8

Ⅰ.①中… Ⅱ.①卢…②杨…③张… Ⅲ.①中药制剂学－检验－高等职业教育－教材 Ⅳ.①R283

中国国家版本馆 CIP 数据核字(2023)第 035821 号

中药制剂检测技术
ZHONGYAO ZHIJI JIANCE JISHU

策划编辑	李龙传	封面设计	党 凡 曾耀东
责任编辑	薛 晗	版式设计	苏永生
责任校对	张彦勤	责任监制	李瑞卿

出版发行	郑州大学出版社	地 址	郑州市大学路40号(450052)
出 版 人	孙保营	网 址	http://www.zzup.cn
经 销	全国新华书店	发行电话	0371-66966070
印 刷	新乡市豫北印务有限公司		
开 本	850 mm×1 168 mm 1/16		
印 张	10.5	字 数	238千字
版 次	2024年1月第1版	印 次	2024年1月第1次印刷
书 号	ISBN 978-7-5645-9525-8	定 价	45.00元

本书如有印装质量问题,请与本社联系调换。

作者名单

主　编　卢　鑫　杨工昶　张　琳
副主编　刘光耀　马小根　樊东升
编　者（按姓氏笔画排序）
　　　　　丁　方　乔丽芬　李　凯　陈永惠
　　　　　陈洁忠　段小彦　黄敬旺

前 言

《中药制剂检测技术》是一门以中医药理论为指导,运用各种分析方法和技术,探索中药制剂质量控制的课程。为适应《职业教育专业目录(2021年)》人才培养一体化要求,本书是以国家高等职业教育相关文件精神为指导,从符合技术技能人才成长规律和学生认知特点出发,对接先进职业教育理念和中药学专业教学改革与实践成果,编写而成的新形态教材。

教材基于目前职业学校教学改革的现状,凸显提高培养学生综合能力的要求,更好贯彻新形态建设要求和理念,通过调研药品检验机构和药品生产企业对中药制剂检测的主要工作内容,结合本课程在中药类专业中的地位,针对中药制剂的复杂性、多样性,对中药制剂检测要求进行梳理和概括,确定了本教材内容结构,内容上围绕专业人才培养目标,注重对学生职业能力和职业素养的启发和培养,以达到综合素质养成的目的。

教材编写适应人才培养模式创新和优化课程体系的需要,突出理论和实践相统一,强调实践性,体现职业教育类型特点。教材适应项目学习、案例学习、模块化学习等不同学习方式要求,注重以真实生产项目、典型工作任务、案例等为载体组织教学单元,在架构上有所突破,变知识体系为方法体系,内容注意深度、广度,知识强调必须够用,对接行业发展、岗位需求。本书具有以下特点:

(1)依据《中国药典》2020年版对于药品检验操作的基本要求,结合职业岗位所需的知识与技能构建教材内容,理论实践一体化,将《中国药典》贯穿于教材的始终,依据药品标准,培养执行标准能力和意识;融入课程思政内容,将价值塑造、知识传授和能力培养三者融为一体;体现高质量高等职业教育特点。

(2)体例新颖,形式生动活泼。本书共分5个项目,包括中药制剂质量标准的应用、中药制剂的鉴别、中药制剂的常规检查、中药制剂的杂质检查、中药制剂的含量测定。每个项目下有若干个任务,每个任务下设置有情景设定、任务目标、任务实施等。其中在任务实施中结合学情,设置了查一查、做一做、学一学、练一练等,覆盖了中药制剂检测工作的基本岗位和对中药制剂检测的基本要求,使学生能够在"学中做、做中学"中发挥主观能动性,培养创新精神。

(3)本教材为书网融合教材,探索了纸质教材的数字化改造,教学配套资源(微课、视频、思维导图、章节习题等）使教学更加多样化、立体化，形成了更多可听、可视、可练、可互动的数字化内容。

本教材由教学经验丰富的一线教师编写而成，其中卢鑫（济源职业技术学院）编写项目五中的任务二、项目一中的任务一并审核全书，张琳（济源职业技术学院）编写项目一、项目二中的任务三和任务四、项目三中任务一、项目五中任务一，刘光耀（济源职业技术学院）编写项目三中任务二至任务六，马小根（济源职业技术学院）编写项目二中的任务五、项目四，樊东升（济源职业技术学院）项目二中的任务一和任务二。全书由卢鑫、张琳和河南应用技术职业学院杨工昶主持编写，并负责整本教材的策划、编排和统稿。河南应用技术职业学院杨工昶、陈永惠、丁方、段小彦参与了融合资源的编写修改工作。

本教材在编写过程中得到了编者所在院校的大力支持，河南济世药业有限公司黄敬旺和乔丽芬对本书提出了许多宝贵意见，济源食品药品检验检测中心李凯对全书所使用的药典内容进行了审校，在此一并表示感谢。

为探索新形态教材在高职中药类专业中的应用，我们做了许多不懈的努力，但鉴于编者学术水平和编写能力有限，书中难免有不妥之处，恳请同行及读者批评指正。

编者

2023 年 10 月

目　录

项目一　中药制剂质量标准的应用 ·· 1
　　任务一　中药制剂检测基本知识 ·· 1
　　任务二　药品质量标准认知 ··· 4
　　任务三　《中国药典》认知 ·· 9
　　任务四　中药制剂检验工作程序认知 ··· 20

项目二　中药制剂的鉴别 ·· 33
　　任务一　中药制剂的性状鉴别 ·· 33
　　任务二　中药制剂的显微鉴别 ·· 37
　　任务三　中药制剂的化学鉴别 ·· 44
　　任务四　中药制剂的光学鉴别 ·· 52
　　任务五　中药制剂的色谱鉴别 ·· 55

项目三　中药制剂的常规检查 ·· 64
　　任务一　水分测定 ·· 65
　　任务二　重(装)量差异检查 ··· 74
　　任务三　崩解时限检查 ··· 82
　　任务四　pH 值测定 ·· 87
　　任务五　相对密度测定 ··· 93
　　任务六　脆碎度检测 ·· 100

项目四　中药制剂的杂质检查 ·· 105
　　任务一　氯化物检查 ·· 105
　　任务二　重金属检查 ·· 109
　　任务三　砷盐检查 ·· 116
　　任务四　灰分检查 ·· 122

项目五　中药制剂的含量测定 ·· 128
　　任务一　紫外–可见分光光度测定 ·· 128
　　任务二　液相色谱测定 ··· 135

参考文献 ·· 154

项目一　中药制剂质量标准的应用

药品是指用于预防、治疗、诊断人的疾病,有目的地调节人的生理功能并规定有适应证或者功能主治、用法和用量的物质,包括中药、化学药和生物制品等。

为了确保中药制剂的质量,国家制定了每种药品的管理依据,即药品质量标准。药品质量标准是药品生产、供应、使用、检验和管理部门共同遵循的法定依据。

中药制剂检测技术是指以中医理论为指导,以相应的药品质量标准为依据,运用各种分析理论和方法,检测中药制剂质量的一门应用科学。

中药制剂检验的程序

中药制剂检测的特点

任务一　中药制剂检测基本知识

情景设定

在历史发展进程中,中华民族屡经天灾、战乱和瘟疫,一次次转危为安,人口不断增加,文明得以传承,中医药做出了重大贡献。中医药学独特的生命观、健康观、疾病观、防治观,蕴含着深邃的哲学思想,凝聚着中华民族的博大智慧。

我国先辈依据用药经验和临床知识储备开辟出一条极具中医药特色的基于中药性状的中药质量评价道路,但由于中国古代科学的局限性,存在主观性强、科学性不足等问题。中药制剂质量的优劣,密切关系着人民的健康和生命安全。

任务目标

1. 素质目标　树立"民族自豪感和自信心"意识。
2. 知识目标　掌握药品、中药制剂和中药制剂检测的概念。
3. 技能目标　了解本课程学习的意义。

任务实施

★查一查

中药制剂检测技术是指以中医理论为指导,以相应的药品质量标准为依据,运用各种分析理论和方法,检测中药制剂质量的一门应用科学。查一查中药制剂检测技术的发展概况有哪些。

★学一学:必备知识与原理

1. 中药制剂检测的分类　中药制剂检测是指根据相应的药品质量标准,运用现代分析手段和方法(包括物理学、化学和微生物学等),对中药制剂的各个环节(原料、中间产品及成品)进行的质量检测,全面保证中药制剂质量。中药制剂检测包括药品生产检验、药品验收检验和药品监督和仲裁检验。

(1)药品生产检验:由制药企业承担,亦即第一方检验。药品生产检验主要对药品内在质量进行检验,包括进厂原辅料、包装材料、工艺用水、成品的质量检验及质量稳定性考察等。

(2)药品验收检验:由药品经营企业承担,亦即第二方检验,首次经营品种应进行药品内在质量检验。

(3)药品监督和仲裁检验:由各级药品检验所承担。国家设置的药品检验机构包括中国食品药品检定研究院;省、自治区、直辖市药品检验所;市(地)、自治州、盟药品检验所;县、市、旗药品检验所。

药品检验所的药品检验分为抽检、委托检验、复核检验、审批检验、优质品考核、仲裁检验和进出口检验,其中进口药品由国家批准授权的口岸药品检验所检验。

2. 中药制剂检测的特点　一种中药的化学成分都是复杂的,由几味甚至几十味药组成的中药制剂所含成分更为复杂,所以样品常需采用各种提取、分离方法,尽可能除去非待测成分特别是干扰性成分,得到相对纯的供试品溶液。含饮片粉末的丸剂、片剂、散剂、锭剂等,饮片已粉碎,其外部性状特征被破坏,难以辨认和鉴定,容易掺杂异物,使品质不纯。目前中药制剂生产中,仍存在以假充真、真伪混杂现象,为保证中药制剂的质量,可用显微镜对制剂中饮片的组织、细胞或内含物等进行显微鉴别,并对显微特征做归属标注,显微鉴别技术已经达到国际领先水平。

由于中药制剂待测成分分离困难且含量较低,经典的检测方法难以客观准确地反映制剂的内在质量。现阶段,中药制剂检测普遍使用高灵敏度、高分辨率的仪器分析技术,特别是具有分离和分析双重功能的色谱法,专属性和准确性均得到很大提高。薄层色谱法、薄层扫描法、高效液相色谱法、气相色谱法已被《中国药典》收载,成为药品检测的常用方法。

3. 影响中药制剂质量的因素　影响中药制剂质量的因素很多,主要包括原料、生产工艺、包装等方面。

（1）原料：中药制剂的原料是饮片，饮片的质量优劣直接关系到中药制剂的质量。饮片大部分来源于生物，活性成分含量高低跟药材产地、采收时间、药用部位和加工方法等密切相关。《中国药典》对药材的来源做了规定，例如广州道地药材石牌藿香，活性成分"百秋李醇"含量较海南产广藿香高。饮片在投料前应按照药品标准进行检测，合格的才可以投料。中药制剂质量受原料的影响最大，只有饮片的质量好，中药制剂的质量才好。

（2）生产工艺：在中药制剂生产中，应根据不同产品，设计合理的制剂工艺，严格遵守操作规程，使活性成分尽可能转移到中药制剂中，确保中药制剂质量。例如石淋通片，虽然广金钱草化学成分已知，但活性成分不详，故采用水提醇沉法除去无效成分，使产品能保持饮片的所有综合成分。

（3）包装：中药制剂的包装应能保证药品在生产、运输、贮藏及使用过程中的质量，并便于医疗使用。盛装药品的各种容器（包括塞子等）均应无毒、洁净，与内容药品不发生化学反应，且不影响药品的质量和检测。

（4）其他辅料及贮藏条件亦会影响中药制剂的质量。目前中药剂型多种，所用辅料多种多样，如蜂蜜、蜂蜡、硬脂酸镁、羧甲淀粉钠、糊精等，一定要检测其质量，合格的才可以投料。

★ 练一练

根据学习内容完成自我评价（表1-1）。

表1-1 中药制剂检测技术认知任务评价表

班级：　　　　姓名：　　　　学号：

序号	任务要求	分值	得分
1	中药制剂的概念	10	
2	中药制剂检测技术概念	20	
3	中药制剂检测的分类	10	
4	中药制剂检测的特点	20	
5	影响中药制剂质量的因素	20	
6	举例说明	20	
	总分	100	

药品标准

任务二　药品质量标准认知

 情景设定

药品是防治疾病、保障人民健康的特殊商品,要保障人民用药的安全有效,控制药品的质量很重要。对于药品质量的概念许多人存在狭隘、片面的理解,将药品质量的好坏与药品活性成分的含量完全等同起来,认为药品包装材料特性和质量、包装及标签、使用说明、广告及宣传品中的信息与药品质量无关……其实,这样片面、狭隘的理解和认知是错误和有害的。国家为了加强药品的质量管理,保证人民群众的用药安全,特制定了药品质量标准,那么药品质量标准有哪些内容?

 任务目标

1. 素质目标　具备"药品质量第一"的标准意识。
2. 知识目标　掌握药品质量标准的定义、分类和主要内容。
3. 技能目标　能分清我国药品质量标准的分类;了解几类国外药品质量标准;能正确使用药品质量标准。

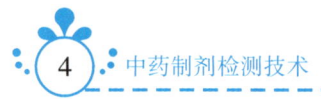 任务实施

★查一查

查阅《中华人民共和国药典》(以下简称《中国药典》)(2020年版)中六味地黄丸(浓缩丸)质量标准的主要内容。

【处方】
熟地黄120 g,酒萸肉60 g,牡丹皮45 g,山药60 g,茯苓45 g,泽泻45 g。

【制法】
以上六味,牡丹皮用水蒸气蒸馏法提取挥发性成分;药渣与酒萸肉20 g、熟地黄、茯苓、泽泻加水煎煮2次,每次2 h,煎液滤过,滤液合并,浓缩成稠膏;山药与剩余酒萸肉粉碎成细粉,过筛,混匀,与上述稠膏和牡丹皮挥发性成分混匀,制丸,干燥,打光,即得。

【性状】
本品为棕褐色或亮黑色的浓缩丸;味微甜、酸、略苦。

【鉴别】
(1) 取本品,置显微镜下观察:果皮表皮细胞橙黄色,表面观类多角形,垂周壁略连珠状增厚(酒萸肉)。淀粉粒三角状卵形或矩圆形,直径24～40 μm,脐点短缝状或人字状(山药)。

(2)取本品10 g,研细,加水100 mL,温热使其充分溶散,加热至沸,放冷,用脱脂棉滤过,取滤液,用乙酸乙酯振摇提取2次(必要时离心),每次30 mL,合并乙酸乙酯液,蒸干,残渣加甲醇1 mL使其溶解,作为供试品溶液。另取熟地黄对照药材4 g,加水60 mL,煎煮30 min,放冷,用脱脂棉滤过,取滤液,用乙酸乙酯振摇提取2次,每次20 mL,合并乙酸乙酯液,蒸干,残渣加甲醇1 mL使其溶解,作为对照药材溶液。照薄层色谱法(通则0502)试验,吸取上述两种溶液各3~5 μL,分别点于同一硅胶G薄层板上,以二甲苯-乙酸乙酯(1∶1)为展开剂,展开,取出,晾干,喷以2,4-二硝基苯肼乙醇试液。供试品色谱中,在与对照药材色谱相应的位置上,显相同颜色的主斑点。

(3)取本品3 g,研细,加甲醇25 mL,超声处理30 min,过滤,滤液回收溶剂至干,残渣加水20 mL使溶解,用正丁醇-乙酸乙酯(1∶1)混合溶液振摇提取2次,每次20 mL,合并提取液,用氨溶液(1→10)20 mL洗涤,弃去氨液,正丁醇-乙酸乙酯(1∶1)混合溶液回收溶剂至干,残渣加甲醇1 mL使其溶解,作为供试品溶液。另取莫诺苷对照品、马钱苷对照品,加甲醇制成每1 mL各含2 mg的混合溶液,作为对照品溶液。照薄层色谱法(通则0502)试验,吸取供试品溶液5 μL、对照品溶液2 μL,分别点于同一硅胶G薄层板上,以三氯甲烷-甲醇(1∶1)为展开剂,展开,取出,晾干,喷以10%硫酸乙醇溶液,在105 ℃加热至斑点显色清晰,置紫外光灯(365 nm)下检视。供试品色谱中,在与对照品色谱相应的位置上,显相同颜色的荧光斑点。

(4)取本品5 g,研细,加乙醚20 mL,加热回流1 h,滤过,滤液挥干,残渣加丙酮1 mL使其溶解,作为供试品溶液。另取丹皮酚对照品,加丙酮制成每1 mL含1 mg的溶液,作为对照品溶液。照薄层色谱法(通则0502)试验,吸取上述两种溶液各5~10 μL,分别点于同一硅胶G薄层板上,以环己烷-乙酸乙酯(3∶1)为展开剂,展开,取出,晾干,喷以盐酸酸性5%三氯化铁乙醇溶液,在105 ℃加热至斑点显色清晰。供试品色谱中,在与对照品色谱相应的位置上,显相同颜色的斑点。

(5)取本品5 g,研细,加水30 mL,温热使充分溶散,放冷,滤过,药渣用水30 mL洗涤,用30%盐酸溶液50 mL加热回流1 h,放冷,用三氯甲烷振摇提取2次,每次25 mL,合并三氯甲烷液,蒸干,残渣加三氯甲烷1 mL使其溶解,作为供试品溶液。另取山药对照药材1 g,加30%盐酸溶液50 mL,同法制成对照药材溶液。照薄层色谱法(通则0502)试验,吸取上述两种溶液各5 μL,分别点于同一硅胶G薄层板上,以三氯甲烷-丙酮(9∶1.5)为展开剂,展开,取出,晾干,置紫外光灯(365 nm)下检视。供试品色谱中,在与对照药材色谱相应的位置上,显相同颜色的荧光斑点。

(6)取本品10 g,研细,加乙醚50 mL,加热回流1 h,滤过,滤液蒸干,残渣加正己烷0.5 mL使溶解,作为供试品溶液。另取茯苓对照药材2 g,加乙醚30 mL,加热回流1 h,滤过,滤液蒸干,残渣加正己烷1 mL使其溶解,作为对照药材溶液。照薄层色谱法(通则0502)试验,吸取供试品溶液20 μL、对照药材溶液10 μL,分别点于同一硅胶G薄层板上,以石油醚(60~90 ℃)-乙醚(3∶2)为展开剂,展开,取出,晾干,置紫外光灯(365 nm)下检视。供试品色谱中,在与对照药材色谱相应的位置上,显相同颜色的荧光斑点。

(7)取本品10 g,研细,加水100 mL,温热使其充分溶散,加热至沸,放冷,用脱脂棉滤过,滤液用石油醚(60~90 ℃)振摇提取 3 次,每次 50 mL(必要时离心),合并石油醚提取液,蒸干,残渣加石油醚(60~90 ℃)1 mL 使溶解,作为供试品溶液。另取泽泻对照药材 2 g,加水 50 mL,煎煮 30 min,放冷,用脱脂棉滤过,同法制成对照药材溶液。照薄层色谱法(通则 0502)试验,吸取供试品溶液 10~20 μL、对照药材溶液 10 μL,分别点于同一硅胶 G 薄层板上,以石油醚(60~90 ℃)-三氯甲烷-乙酸乙酯(2∶1∶2)为展开剂,展开,取出,晾干,喷以 5%磷钼酸乙醇溶液,110 ℃加热至斑点显色清晰。供试品色谱中,在与对照药材色谱相应的位置上,显相同颜色的主斑点。

【检查】
符合丸剂项下有关的各项规定(通则 0108)。

【含量测定】
照高效液相色谱法(通则 0512)测定。

(1)色谱条件与系统适用性试验:以十八烷基硅烷键合硅胶为填充剂;以乙腈为流动相 A,以 0.3%磷酸溶液为流动相 B,按表 1-2 中的规定进行梯度洗脱;莫诺苷和马钱苷检测波长为 240 nm,丹皮酚检测波长为 274 nm;柱温为 40 ℃。理论板数按莫诺苷、马钱苷峰计算均应不低于 4 000。

表 1-2　色谱条件与系统适用性试验

时间/min	流动相 A/%	流动相 B/%
0~5	5→8	95→92
5~20	8	92
20~35	8→20	92→80
35~45	20→60	80→40
45~55	60	40

(2)对照品溶液的制备:取莫诺苷对照品、马钱苷对照品和丹皮酚对照品适量,精密称定,加 50%甲醇制成每 1 mL 中含莫诺苷与马钱苷各 40 μg、丹皮酚 90 μg 的混合溶液,即得。

(3)供试品溶液的制备:取本品适量,研细,取约 0.5 g,精密称定,置具塞锥形瓶中,精密加入 50%甲醇 25 mL,密塞,称定重量,加热回流 1 h,放冷,再称定重量,用 50%甲醇补足减失的重量,摇匀,滤过,取续滤液,即得。

(4)测定法:分别精密吸取对照品溶液与供试品溶液各 10 μL,注入液相色谱仪,测定,即得。

本品每丸含酒萸肉以莫诺苷($C_{17}H_{26}O_{11}$)和马钱苷($C_{17}H_{26}O_{10}$)的总量计,[规格(1)]不得少于 0.37 mg,[规格(2)]不得少于 0.99 mg;含牡丹皮以丹皮酚($C_9H_{10}O_3$)计,[规格(1)]不得少于 0.32 mg,[规格(2)]不得少于 0.85 mg。

【功能与主治】
滋阴补肾,用于肾阴亏损、头晕耳鸣、腰膝酸软、骨蒸潮热、盗汗遗精、消渴。

【用法与用量】

口服。一次 8 丸,一日 3 次。

【规格】

(1)每 8 丸重 1.44 g(每 8 丸相当于饮片 3 g)。

(2)每 3 丸相当于饮片 3 g。

【贮藏】

密封。

★学一学:必备知识与原理

药品质量与中药制剂检测

1. 中药制剂的定义及质量管理的依据　中药制剂是指在中医药理论的指导下,按规定的处方和制法,将中药饮片加工制成具有一定剂型和规格,用于防病、治病的药品。中药制剂被广泛应用于临床,其质量的优劣直接影响患者的健康与生命的安危。因此,为了保障用药的安全、有效,必须对其质量进行严格控制和管理,而药品监督管理的法定依据就是药品的质量标准。

2. 药品质量标准的定义及性质　药品质量标准是国家对药品的质量规格和检验方法所做的技术规定,是药品生产、经营、使用、检验和监督管理部门共同遵守的法定依据。

《中华人民共和国药品管理法》(以下简称《药品管理法》)第二十八条规定:药品应当符合国家药品标准。不符合药品质量标准的药品,不得在市场中流通和使用,否则将会受法律的制裁。

3. 药品质量标准的分类

(1)《中国药典》:《中国药典》属于法定药品质量标准,由药典委员会负责编纂,经国家药品监督管理局批准颁布实施。《中国药典》的颁布实施体现了我国的用药水平、制药水平和监管水平,具有全国性的法律约束力。

(2)《国家食品药品监督管理局国家药品标准》(简称《局颁药品标准》)和《中华人民共和国卫生部药品标准》(简称《部颁药品标准》):这两类药品标准,收载了国内已生产、疗效较好、需要统一标准但尚未载入《中国药典》的药品品种。

(3)国家注册标准:国家注册标准属于法定药品质量标准,是指国家药品监督管理局批准给申请人特定药品的标准,生产该药品的药品生产企业必须执行该注册标准。它也属于国家药品标准范畴。

(4)企业内部标准:企业内部标准属于非法定药品质量标准。该标准由药品生产企业自己制定,主要用于控制其药品的最终质量,它仅在本企业的管理中具有约束力,具有一定的局限性,适用范围较窄,一般在制定时其内容均要求高于法定药品质量标准要求,在企业内部具有一定的保密性,其药品标准的提高和可控在企业竞争中可以发挥重要的作用。

4. 药品质量标准的内容　药品质量标准的内容一般包括品名(中文名、汉语拼音名、英文名)、有机药物的结构式、分子式与分子量、来源或有机药物的化学名称、含量或效价规定、性状、鉴别、检查、含量或效价测定、类别、规格、贮藏、制剂等。

5. 国外药典介绍 目前世界上多个国家都编制了国家药典,主要代表性的药典有以下几种(表1-3)。

表1-3 常用的国外药典

类别	名称	缩写
《美国药典》	Unitis States Pharmacopoeia National Formulary	USP-NF
《英国药典》	British Pharmacopoeia	BP
《日本药局方》	Japanese Pharmacopoeia	JP
《欧洲药典》	European Pharmacopoeia	EP

★ 总结提高:药品质量标准的概念、分类及主要内容

1. 药品质量标准的概念及分类 药品质量标准是国家对药品的质量规格和检验方法所做的技术规定,是药品生产、经营、使用、检验和监督管理部门共同遵守的法定依据。

药品质量标准包括《中国药典》《局颁药品标准》《部颁药品标准》、国家注册标准、企业内部标准等。

2. 药品质量标准的主要内容 药品质量标准的内容一般包括品名(中文名、汉语拼音名、英文名)、有机药物的结构式、分子式与分子量、来源或有机药物的化学名称、含量或效价规定、性状、鉴别、检查、含量或效价测定、类别、规格、贮藏、制剂等。

任务三 《中国药典》认知

情景设定

《药品管理法》(2019 年修订)中规定,国务院药品监督管理部门颁布的《中国药典》和药品标准为国家药品标准。国家药品标准是国家为保证药品质量,对药品的质量指标、检验方法等做出的强制性技术规定。《中国药典》是国家药品标准体系的核心,是药品生产经营者的基本遵循,是药品监督管理工作的准绳。新颁布的 2020 年版《中国药典》于 2020 年 12 月 1 日正式实施,是迄今颁布的第十一版药典。新版药典的颁布实施对我国药品研发、生产、检验、流通及监督管理产生重大影响。那么其构成和主要内容有哪些?使用时应如何查阅?

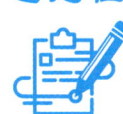

《中国药典》中的名词术语

任务目标

1. 素质目标 具备"药品质量第一"的责任意识和标准意识,具备先进技术强国观念、法规意识。

2. 知识目标 掌握 2020 年版《中国药典》的构成及主要内容。

3. 技能目标 正确查阅和使用《中国药典》,正确准备试药、试液,正确选用检验仪器。

任务实施

★查一查

查阅《中国药典》(2020 年版)表 1-4 中的相关内容。

表 1-4 部分药品或试剂质量要求

序号	查阅内容	药典第几部	页码	查阅结果
1	白芍的质量标准			
2	颗粒剂的常规检查项目			
3	稀盐酸的制备			
4	穿心莲片的药品标准			
5	蜜制			
6	细粉			
7	阴凉处			
8	乙醇的性状			
9	片剂的制剂通则			

笔记栏

★ 做一做

查阅《中国药典》(2020年版)六味地黄丸,完成下列内容(表1-5)。

表1-5 六味地黄丸质量标准

检测项目	查阅内容	分值	得分
【性状】	剂型:	5	
【鉴别】(2)	仪器:	5	
	试药:	5	
	试液:	5	
	对照品:	5	
【检查】	应检查项目:	5	
【含量测定】	仪器:	5	
	试药:	5	
	试液:	5	
	对照品:	5	

★ 学一学:必备知识与原理

《中国药典》一部收载药材和饮片、植物油脂和提取物、成方制剂和单味制剂等。

(一)《中国药典》一部品种收载情况

《中国药典》2020年版一部收载品种2 711种,其中新增品种117种,修订品种452种,未收载4种。历版《中国药典》一部收载品种见表1-6。

表1-6 历版《中国药典》一部收载情况

版本	药材和饮片	植物油脂和提取物	成方制剂和单味制剂	合计/种
2020	1 059 种	41 种	1 611 种	2 711
2015	1 057 种	47 种	1 494 种	2 598
2010	1 055 种	47 种	1 063 种	2 165
2005	551 种	31 种	564 种	1 146
2000	中药材、植物油脂等534种,中药成方和单味制剂458种			992
1995	中药材、植物油脂等522种,中药成方和单味制剂398种			920
1990	中药材、植物油脂等509种,中药成方和单味制剂275种			784
1985	中药材、植物油脂及单味制剂506种,中药成方制剂207种			713
1977	中草药(包括少数民族药材)、中药提取物、植物油脂以及单味制剂等882种,成方制剂(包括少数民族药成方)270种			1 152
1963	中药材446种,中药成方制剂197种			643
1953	植物药和油腐类65种,成方制剂和单味制剂46种			111

(二)《中国药典》一部特点

1. 药材拉丁(学)名　按国际惯用法,药材拉丁名、属名或属名+种加词在先,药用用部位在后;药材拉丁学名、基原植物的科名、拉丁学名主要参照 Flora of China 和《中国高等植物》。

2. 具有中国药特色　收载的饮片标准达到 823 个,完全覆盖了中医临床常用饮片目录明确中药饮片的定义、中药制剂入药者均为"饮片"。

处方药味名称为饮片名称表述;多来源药材分列的品种在中成药处方中有明确的规定。炮制品均使用炮制品名称,如炒麦芽、蜜百部等。广泛采用具有中药特色的专属性的显微鉴别和薄层色谱鉴别方法。基本结束"丸、散、膏、丹,神仙难辨"的历史。

加强了对多药味、多成分的检测,成方制剂中测定两种以上药味含量的有 100 多个品种。测定两种以上成分总量或含量的达到 200 多个品种,更好地控制药品质量。

3. 注重专性、有效性　所有药材和饮片以及含饮片粉末的成方制剂和单味制剂都增加或修订补齐了专属性的横切面成粉末显微特征,显微鉴别技术已经达到国际领先水平。

除矿物药外,药材和饮片、植物油脂和提取物、成方制剂和单味制剂标准中基本增加或修订补齐了薄层色谱鉴别。

由测定指标性成分逐渐转向测定有效活性成分,使质量控制更有实际意义;由原来的单一定性定量转向活性成分、多指标成分质量控制;测定成分与功效相结合,更有效地控制药品质量:制剂中测定成分与药材测定成分保持一致。见表 1-7。

表 1-7　部分药物含量检测成分或方法

药物	含量检测成分或方法
肿节风	迷迭香酸,为活性强的活性成分
独一味	山栀苷甲酯和 8-O-乙酰山栀苷甲酯,为独一味专属
黄连	HPLC 一测多评技术,一种小檗碱对照品可同时测定 5 种成分
大黄	在五淋丸中起消炎作用,因此测定游离蒽醌含量 在大黄清胃丸中起泻下作用,因此测定结合蒽醌含量
何首乌	二苯乙烯苷,12 个含何首乌或制何首乌的品种测定此成分

4. 先进技术应用　积极将新技术、新方法纳入药品标准中,如液相色谱-质谱联用技术(LC-MS)、DNA 分子鉴定技术、薄层-生物自显影技术等。

LC-MS 主要应用于毒性成分定量限量测定,保证用药安全。如千里光(含阿多尼弗林碱)、川楝子(含川楝素)和苦楝皮(含川楝素)等。

薄层-生物自显影技术主要应用于乌药、熟地黄、紫苏梗等,除可鉴别真伪外,还可知道哪些成分有清除自由基和抗氧化等活性作用。

建立能反映中药整体特性的方法,保证质量的稳定均一,将指纹图谱纳入《中国药典》质量标准,能够表征被测中药样品主要化学成分的特征,具有整体、宏观、模糊分析的特点。

5. 安全性　全面禁用苯作溶剂,所有含苯的分析方法均重新修订,工艺使用有机溶剂的均检查有机溶剂残留。

6. 减少濒危药材使用　为了保护资源,促进中药可持续发展,《中国药典》原则上不再收载濒危野生药材。如"人参"项下收载"林下山参";制剂中原使用"麝香"和"牛黄"的,除极少数品种获林业总局批准外,绝大多数已改成"人工麝香"和"人工牛黄";石斛的基原植物定义为"栽培近似种";藏药材"独一味",药用部位为"地上部分",保留根部。

(三)《中国药典》一部的结构

《中国药典》一部主要包括凡例、品名目次、正文品种和索引四部分。

1. 凡例　凡例是使用《中国药典》进行药品质量检定的基本原则,是对《中国药典》正文、通则及与质量检定有关的共性问题的统一规定,避免在全书中重复说明,凡例中的有关规定具有法定的约束力。

2. 品名目次　品名目次列有药材和饮片、植物油脂和提取物、成方制剂和单味制剂三部分。

3. 正文品种　品种项下收载的内容统称为正文,正文是根据药物自身的理化与生物学特性,按照批准的来源、处方、制法和运输、贮藏等条件所制定的,用以检测药品质量是否达到用药要求并衡量其质量是否稳定均一的技术规定。正文部分为《中国药典》的主体,收载的是各品种的药品标准。

正文项下根据品种和剂型的不同,按顺序可分别列有品名、来源、处方、制法、性状、鉴别、检查、浸出物、特征图谱和指纹图谱、含量测定、炮制、性味与归经、功能与主治、用法与用量、注意、规格、贮藏、制剂、附注等。其中品名、来源、处方、制法、性状、鉴别、检查、浸出物、特征图谱和指纹图谱、含量测定、规格等项内容是控制药品质量和全面评价药品质量的依据,具有严格的法定约束力。用法与用量、注意、贮藏和制剂等项内容为指导性条文。

4. 索引　包括中文索引、汉语拼音索引、拉丁名索引、拉丁学名索引。其中中文索引按汉语拼音顺序排列,可快速查询各有关药物品种的质量标准。

(四)《中国药典》一部凡例

凡例包括总则及分类项目共计五十条。

凡例是药典的总说明,是药典的重要组成部分,它规定了药典中各有关术语的含义及在使用时应注意的事项。药品检验工作人员应逐条阅读,正确地理解和执行相关的条文。

1. 总则　国家药品标准由凡例与正文及其引用的通则共同构成。药典收载的凡例与通则对未载入本版药典但经国务院药品监督管理部门颁布的其他中药标准具有同等效力。

正文所设各项规定是针对符合《药品生产质量管理规范》(*Good Manufacturing Practice*, GMP)的产品而言。任何违反 GMP 或有未经批准添加物质所生产的药品,即使符合《中国药典》或按照《中国药典》没有检出其添加物质或相关杂质,亦不能认为其符合规定。

课堂互动

案例: 国家药监局关于贯彻实施《中华人民共和国药品管理法》有关事项的公告 (2019 年第 103 号)中指出,自 2019 年 12 月 1 日起,取消药品 GMP、GSP 认证,不再受理 GMP、GSP 认证申请,不再发放药品 GMP、GSP 证书。2019 年 12 月 1 日以前受理的认证申请,按照原药品 GMP、GSP 认证有关规定办理。2019 年 12 月 1 日前完成现场检查并符合要求的,发放药品 GMP、GSP 证书。凡现行法规要求进行现场检查的,2019 年 12 月 1 日后应当继续开展现场检查,并将现场检查结果通知企业;检查不符合要求的,按照规定依法予以处理。

取消 GMP 认证发证后,药品生产质量管理规范仍然是药品生产活动的基本遵循和监督管理的依据,药品监管部门将切实加强上市后的动态监管,由 5 年一次的认证检查,改为随时对 GMP 执行情况进行检查,监督企业的合规性,对企业持续符合 GMP 要求提出了更高的要求。

讨论: ①取消 GMP 认证发证后,对药品质量管理要求是否降低了?②违反 GMP,但是符合《中国药典》,可认为符合规定要求吗?

2. 通则 通则主要收载制剂通则、通用检测方法和指导原则。制剂通则是按照药物剂型分类,针对剂型特点所规定的基本技术要求;通用检测方法是各正文品种进行相同检查项目时所应采用的统一的设备、程序、方法及限度等;指导原则是为执行药典、考察药品质量,起草与复核药品标准等所制定的指导性规定。

3. 项目与要求

(1) 溶解度:溶解度是药品的一种物理性质,除另有规定外,称取研成细粉的供试品或量取液体供试品,置于 25 ℃±2 ℃一定容量的溶剂中,每隔 5 min 强力振摇 30 s;观察 30 min 内溶解情况,如无目视可见的溶质颗粒或液滴时,即视为完全溶解。药品的近似溶解度的各名词术语及其含义见表 1-8。

表 1-8 药品的近似溶解度的名词术语

近似溶解度	溶质量/g 或 mL	溶剂量/mL	溶解情况
极易溶解	1	<1	完全溶解
易溶	1	1~<10	完全溶解
溶解	1	10~<30	完全溶解
略溶	1	30~<100	完全溶解
微溶	1	100~<1 000	完全溶解

续表1-8

近似溶解度	溶质量/g 或 mL	溶剂量/mL	溶解情况
极微溶解	1	1 000 ~ <10 000	完全溶解
几乎不溶或不溶	1	10 000	不能完全溶解

（2）【贮藏】项下的规定：是对药品贮藏与保管的基本要求，除矿物药应置于干燥洁净处不作具体规定外，一般以下列名词术语表示，见表1-9。

表1-9 【贮藏】项下的名词术语

名词术语	含义
遮光	指用不透光的容器包装，例如棕色容器或黑色包装材料包裹的无色透明、半透明容器
避光	指避免日光直射
密闭	指将容器密闭，以防尘土及异物进入
密封	指将容器密封，以防止风化、吸潮、挥发或异物进入
熔封或严封	指将容器熔封或用适宜的材料严封，以防止空气与水分的侵入并污染
阴凉处	指不超过20 ℃
凉暗处	指避光并不超过20 ℃
冷处	指2 ~ 10 ℃
常温	指10 ~ 30 ℃，除另有规定外，【贮藏】项未规定贮存温度的一般是指常温

（3）炮制、规格、药量：除另有规定外，凡饮片均照本版药典规定的相应方法炮制；制剂中使用的饮片规格，应符合相应品种实际工艺的要求。本版药典规定的各饮片规格，是指临床配方使用的饮片规格。制剂处方中规定的药量，是指正文【制法】项规定的切碎、破碎或粉碎后的药量。

（4）保密品种：涉及国家秘密技术的、处方和制法从略；或只写出部分药味，不注明药量；或写出处方药味和简要制法，不注明药量。

4. 检验方法和限度

（1）本版药典正文收载的所有品种，均应按规定的方法进行检验，如采用其他方法，应将该方法与规定的方法做比较试验，根据试验结果选择使用，但在仲裁时仍以本版药典规定的方法为准。

（2）本版药典中规定的各种纯度和限度数值及制剂的重（装）量差异是包括上限和下限两个数值本身及中间数值。规定的这些数值不论是百分数还是绝对数字，其最后一位数字都是有效位。

试验结果在运算过程中，可比规定的有效数字多保留一位数，而后根据有效数字的修约规定进舍至规定有效位。计算所得的最后数值或测定读数值均可按修约规则进舍至规定的有效位，取此数值与标准中规定的限度数值比较，以判断是否符合规定的限度。

(3)药品和饮片、植物油脂和提取物的含量(%)均按重量计。成方制剂与单味药制剂的含量,除有另外规定外,一般按每一计量单位(1片、1丸、1袋、1 mL等)的重量计;单一成分制剂如规定上限为100%以上时,是指用本版药典规定的分析方法测定时可能达到的数值。它为药典规定的限度允许偏差,并非真实含量;如未规定上限时,是指不超过101.0%。

制剂的含量限度范围是根据该药味含量多少、测定方法、生产过程和贮存期间可能产生的偏差或变化而制定的,生产中应按处方量或成分标示量100%投料。

5. 对照品、对照药材、对照提取物、标准品

(1)对照品、对照药材、对照提取物、标准品是指用于鉴别、检查、含量测定的标准物质。对照品应按其使用说明书上规定的方法处理后按标示含量使用。

(2)对照品与标准品的建立或变更批号应与国际对照品、国际标准品或原批号对照品、标准品进行对比,并经过一定的工作程序进行标定和技术审定。

(3)对照品、对照药材、对照提取物与标准品均应附有使用说明书,标明批号、用途、使用期限、贮存条件和装量等。

6. 计量

(1)滴定液和试液:本版药典使用的滴定液和试液的浓度,以 mol/L(摩尔/升)表示,其浓度及表示形式见表1-10。

表1-10 滴定液和试液

溶液类别	表示形式	浓度要求
滴定液	×××滴定液(YYY mol/L)	精密标定
试液	YYY mol/L ×××溶液	不需精密标定

(2)温度:温度描述,一般以下列名词术语表示,见表1-11。

表1-11 描述温度的名词术语

名词术语	含义
水浴温度	除另有规定外,均指98~100 ℃
热水	指70~80 ℃
微温或温水	指40~50 ℃
室温(常温)	指10~30 ℃
冷水	指2~10 ℃
冰浴	指约0 ℃
放冷	指放冷至室温

(3)有关符号或缩写:有关符号或缩写见表1-12。

表 1-12 有关符号或缩写

符号或缩写	含义
%	重量百分比,指重量的比例
	溶液百分比,指溶液 100 mL 中含溶质若干克
	乙醇的百分比,指在 20 ℃时容量的比例
%/(g/g)	表示溶液 100 g 含有溶质若干克
%/(mL/mL)	表示溶液 100 mL 中含有溶质若干毫升
%/(mL/g)	表示溶液 100 g 中含有溶质若干毫升
%/(g/mL)	表示溶液 100 mL 中含有溶质若干克
ppm	表示百万分比,指重量或体积的比例
ppb	表示十亿分比,指重量或体积的比例

(4)溶液的滴:指在 20 ℃时,以 1.0 mL 水为 20 滴进行换算。

(5)溶液后标示的"1→10"等符号:指固体溶质 1.0 g 或液体溶质 1.0 mL 加溶剂使其成 10 mL 的溶液;未指明用何种溶剂时,均指水溶液;两种或两种以上液体的混合物,名称间用半字线"-"隔开,其后括号内所示的":"符号,指各液体混合时的体积(重量)比例。

(6)药筛与粉末分等:本版药典所用药筛,选用国家标准的 R40/3 系列,分等见表 1-13;粉末分等见表 1-14。

表 1-13 药筛分等

筛号	筛孔内径(平均值)	目号
一号筛	2000 μm±70 μm	10 目
二号筛	850 μm±29 μm	24 目
三号筛	355 μm±13 μm	50 目
四号筛	250 μm±9.9 μm	65 目
五号筛	180 pm±7.6 pm	80 目
六号筛	150 pm±6.6 μm	100 目
七号筛	125 pm±5.8 μm	120 目
八号筛	90 pm±4.6 μm	150 目
九号筛	75 pm±4.1 μm	200 目

表 1-14 粉末分等

粉末分等	粉末粗细
最粗粉	指能全部通过一号筛,但混有能通过三号筛不超过 20% 的粉末
粗粉	指能全部通过二号筛,但混有能通过四号筛不超过 40% 的粉末
中粉	指能全部通过四号筛,但混有能通过五号筛不超过 60% 的粉末
细粉	指能全部通过五号筛,并含能通过六号筛不少于 95% 的粉末
最细粉	指能全部通过六号筛,并含能通过七号筛不少于 95% 的粉末
极细粉	指能全部通过八号筛,并含能通过九号筛不少于 95% 的粉末

(7) 乙醇:未指明浓度时,均指 95%(mL/mL) 的乙醇。

7. 精确度 本版药典规定取样量的准确度和试验的精密度,相关规定如下:

(1) 试验中供试品与试药等"称重"或"量取"的量,均以阿拉伯数字表示,取用量的示例见表 1-15。

表 1-15 取用量及其精确度

称取量/g	取量范围/g
0.1	0.06 ~ 0.14
2	1.5 ~ 2.5
2.0	1.95 ~ 2.05
2.00	1.995 ~ 2.005

(2) 试验中供试品与试药等"称重"或"量取"的精确度可根据数值的有效数位来确定,有关术语见表 1-16。

表 1-16 有关精确术语

术语	含义
精密称定	指称取重量应准确至所取重量的千分之一
称定	指称取重量应准确至所取重量的百分之一
精密量取	指量取体积的准确度应符合国家标准中对该体积移液管的精密度要求
量取	指可用量筒或按照量取体积的有效数位选用量具
"约"若干	指取用量不得超过规定量的 ±10%
恒重	除另有规定外,指供试品连续两次干燥或炽灼后称重的差异在 0.3 mg 以下的重量;干燥至低重的第二次及以后各次称重均应在规定条件下继续干燥 1 h 后进行;炽灼至恒重的第二次称重应在继续炽灼 30 min 后进行

续表1-16

术语	含义
按干燥品（或无水物或无溶剂）计算	除另有规定外,应取未经干燥（或未去水,或未去溶剂）的供试品进行试验,并将计算中的取用量按检查项下测得的干燥失重（或水分,或溶剂）扣除
空白试验	指在不加供试品或以等量溶剂替代供试液的情况下,按同法操作所得的结果;含量测定中的"并将滴定的结果用空白试验校正",是指按供试品所耗滴定液的量(mL)与空白试验中所耗消定液的量(mL)之差进行计算
试验时的温度	未注明者,是指在室温下进行;温度高低对试验结果有显著影响者,除另有规定外,应以25 ℃±2 ℃为准

8. 试药、试液、指示剂试验用的试药　除另有规定外,均应根据通则试药项下的规定选用不同等级并符合国家标准或国务院有关行政主管部门规定的试剂标准。试液、缓冲液、指示剂与指示液、滴定液等均应符合通则的规定或按照有关的规定制备。

9. 试验用水　除另有规定外,均指纯化水。酸碱度检查所用的水均指新沸并放冷至室温的水。

10. 酸碱性试验　酸碱性试验时,如未指明用何种指示剂,均指石蕊试纸。

★练一练：举一反三,巩固提高

1. 操作条件　用具为《中国药典》第一部、《中国药典》第四部。
2. 安全及注意事项　注意应使用现行版的《中国药典》。
3. 操作过程　见表1-17。

表1-17　《中国药典》查阅指南

序号	步骤	操作方法及说明	质量标准
1	查阅溶解度试验方法	从《中国药典》（一部）凡例中,查阅溶解度试验方法	《中国药典》（一部）凡例
2	查阅复方丹参片质量标准	从《中国药典》（一部）正文中,分别按中文笔画、中文索引和英文索引,查阅复方丹参片质量标准	《中国药典》（一部）正文
3	查阅片剂重量差异检查方法	从《中国药典》（四部）制剂通则中查阅重量差异检查方法	《中国药典》（四部）通则
4	查阅崩解时限检查方法	从《中国药典》（四部）通用检测方法中,查阅崩解时限检查方法	《中国药典》（四部）通则

问题情境一：检验员查阅某项内容（如崩解时限检查方法）时,是从凡例、正文和通则（制剂通则、通用检测方法和指导原则）中哪一部分进行查找？

答：首先要认真学习《中国药典》凡例、正文、通则（制剂通则、通用检测方法和指导原则等)和索引,熟悉凡例、正文和通则中的内容,再进行相关内容的查阅。如崩解时限检查属于通用技术,应在《中国药典》四部通则部分进行查找。

问题情境二:《中国药典》中正文品种标准与凡例、通则的关系?

答:国家药品标准由凡例与正文及其引用的通则共同构成。凡例是对《中国药典》正文、通则与药品质量检定有关的共性问题的统一规定;通则主要收载制剂通则、通用检测方法和指导原则。在凡例和通则中已经规定的共性、通用的内容,在正文品种标准中不再规定。

4. 学习结果评价　见表1-18。

表1-18　《中国药典》认知任务评价

班级:　　　　姓名:　　　　学号:

序号	任务要求	配分/分	得分
1	思路清晰	10	
2	熟悉药典结构	20	
3	查阅方法正确	20	
4	查阅快速、准确	20	
5	列出仪器和试剂清单无误,配制方法正确	20	
6	态度认真,流程熟悉	10	
	总分	100	

任务四　中药制剂检验工作程序认知

中药制剂检验的依据和程序

情景设定

早在上古时期神农氏尝百草至唐代孙思邈著《大医精诚》,发展到宋代由医药师自律向行业规范和法律转变,中华民族的医药道德凝练出一种"敬畏生命"的人文精神。药品质量不仅关乎药品生产企业生命,更关乎患者的生命。药品检验人员要始终怀以敬畏之心,做好药品质量检验工作,以保证患者用药的安全有效。那么药品检验人员怎么做好质量检验工作呢?

任务目标

1. 素质目标　具备质量标准意识、规范操作意识、严谨认真的实验态度、法规意识、道德和诚信意识。
2. 知识目标　掌握药品检验工作的程序、检验记录和检验报告的书写要求。
3. 技能目标　能完成药品检验程序设计;能规范填写检验原始记录与报告。

任务实施

★查一查

查阅《中国药典》(2020年版)四部"药材和饮片取样法"。

药材和饮片取样法指供检验用的药材或饮片样品的取样方法。取样时均应符合下列有关规定。

(1)抽取样品前,应核对品名、产地、规格等级及包件式样,检查包装的完整性、清洁程度以及有无水迹、霉变或其他物质污染情况,并详细记录。凡有异常情况的包件,应单独检验并拍照。

(2)从同批药材和饮片包件中抽取供检验用样品的原则:①总包件数不足5件的,逐件取样。②总包件数5~99件,随机抽5件取样。③总包件数100~1 000件,按5%比例取样。④总包件数超过1 000件的,超过部分按1%比例取样。⑤贵重药材和饮片,不论包件多少均逐件取样。⑥每一包体至少在2~3个不同部位各取样品1份;包件大的应从10 cm以下的深处在不同部位分别抽取,对破碎的、粉末状的或大小在1 cm以下的药材和饮片可用采样器(探子)抽取样品;对包件较大或个体较大的药材,可根据实际情况抽取有代表性的样品。⑦每一包件的取样量:一般药材和饮片抽取100~500 g;粉末状药材和饮片抽取25~50 g;贵重药材和饮片抽取5~10 g。

(3)将抽取的样品混匀,即为抽取样品总量。若抽取样品总量超过检验用量数倍时,可按四分法再取样,即将所有样品摊成正方形,依对角线画"×",使其分为四等份,取用对角两份；再如上操作，反复数次，直至最后剩余量能满足供检验用样品量。

（5）最终抽取的供检验用样品量，一般不得少于检验所需用量的 3 倍，即 1/3 供实验室分析用，另 1/3 供复核用，其余 1/3 留样保存。

★做一做：完成金银花药材的取样

根据药材数量随机抽取需要的数量，并填写取样记录（表 1-19）。

表 1-19 中药材取样记录表

取样地点		温度		湿度		取样日期	
取样准备	取样工具以饮用水刷洗再以纯化水冲洗晾干；接到仓库传验单，携取样工具、容器至药材仓库。取样结束，取样工具用饮用水冲洗并用毛刷蘸洗涤剂刷洗，再以饮用水冲洗无泡沫，后以纯化水冲洗，晾干备用							
药材取样	品名		产地		规格		批号	
	总件数		取样数		总取样量		留样量	
	取样方法： 1. 接到仓库请验单，经授权的取样人员到达指定原料仓库 2. 按请验单核对药材品格、产地、规格、批号及总体取样量 3. 检查总体的完整性、清洁程度及有无虫蛀、霉变的污染情况 4. 按上述规程取样混匀，分取 3 个样品（一份检验、一份复制、一份留样）代贴样品标签 5. 将已取样品按原包装密封，贴取样标签							
取样员									

★学一学：必备知识与原理

一、中药制剂检验的依据

药品检验是按药品标准对待检品（包括原辅料、中间产品、产品等）进行检测、比较和判定的过程。

国内生产的中药制剂进行常规检测时，以国家药品标准为依据；生产企业为了保证产品质量，往往以自定的内控质量标准为依据，但在仲裁时应以国家药品标准为依据。医疗单位自制的制剂按卫生行政部门批准的质量标准进行检测。进出口药品应由口岸药检所按有关质量标准或合同规定进行检测。

药品检测操作方法可参考《中国药品检验标准操作规范》的规定执行。

二、中药制剂检验的程序

中药制剂检验是中药制剂质量控制的一个重要组成部分,其检验程序一般为取样、样品预处理、性状检验、鉴别、检查、含量测定和书写检验报告书。

(一)取样

取样

取样指从一批产品(进厂原料、中间产品及成品)中,按取样规则抽取一定数量具有代表性的样品,样品指为了检验药品的质量,从整批产品中采取足够检测用量的部分。药品检验贯穿于药品生产的整个过程。中药制剂检验对中药制剂质量不仅起着把关作用,还起着预防的作用,不仅对上一过程进行严格检验,把好质量关,而且也是对下一过程的预防,防止将不合格药品转入下一过程。

1. 取样要求　直接接触药品的取样工具和盛样器具,应不与药品发生化学作用,使用前应洗净并干燥。核对品名、产地、批号、规格等级及包件式样,检查并详细记录。凡有异常情况的包件,应单独取样检验。

2. 取样数目

(1)药材和饮片总数不足5件的逐件取样;总数在5~99件的,随机抽5件取样;总数在100~1000件的,按5%比例取样;总数超过1000件的,超过部分按1%比例取样。

(2)贵重药材和饮片:均逐件取样。

(3)成品、中间产品:按批抽取,设总件数为 n,$n \le 3$,逐件取样;$3 < n \le 300$,取样数为 $\sqrt{n}+1$,随机取样;$n>300$,取样数为 $\frac{\sqrt{n}}{2}+1$,随机取样。

3. 取样量　取样量一般为最少可供3次全检用量。1/3供检用;1/3供复核用;1/3供留样保存,保存至产品失效后1年。

(二)样品预处理

中药制剂样品的预处理

中药制剂检测常将供试品制成供试液后按规定的方法进行检测。

供试品溶液制备是根据待测成分的性质,选择合适的方法,除去干扰成分和其他非待测成分,保留或尽可能全量保留供试品中待测成分的过程。检测方法不同,供试品溶液制备方法也不一样。由于中药制剂成分复杂、剂型多样且多为固体,故一般供理化检验的供试品溶液的制备包括粉碎(或分散)、提取、分离等操作。

1. 固体制剂的粉碎(或分散)　应用于临床的中药制剂多为固体,一般应进行粉碎,粉碎后比表面积增大,有利于待测成分的提取;粉碎的粒度应合适,可根据检验目的选择合适的粉碎器械;粉碎后如需过筛,则过筛时不能通过筛孔的颗粒必须反复粉碎或碾磨,使其全部通过筛网,保证样品的代表性。部分中药固体制剂的粉碎(或分散)方法见表1-20。

表1-20　部分中药固体制剂的粉碎方法

剂型		预处理方法
丸剂	蜜丸	剪碎或切碎,加硅藻土研磨分散
	水蜜丸	直接粉碎或研碎
	水丸	直接粉碎或研碎
	糊丸	直接粉碎或研碎
	蜡丸	切碎,置烧杯中,加水50 mL煮沸后,保持微沸10 min,置冰浴中30 min,取出,除去蜡层
	浓缩丸	直接粉碎、切碎或研细
片剂		研细;若包衣有干扰,则除去包衣后,研细
锭剂		研细或研碎
滴丸剂		研碎
胶囊剂		少数需研细
栓剂		剪碎、研碎或切碎
颗粒剂、散剂、硬胶囊(内容物)		本身颗粒较小,一般不需粉碎,可直接提取

2. 提取　中药制剂中待测成分的提取,通常是根据待测成分的性质,选择适当的方法,将待测成分尽可能提出。常用的提取方法有溶剂提取法、水蒸气蒸馏法和升华法等。

(1)溶剂提取法:溶剂提取法是根据中药制剂中各类成分的溶解性能,选择合适的溶剂将待测成分提出的方法。提取溶剂遵循"相似相溶"的原则,即应选择对待测组分溶解度大、对非待测成分溶解度小、不与待测成分发生不良反应、低碳、安全、环保的溶剂。常用溶剂及其溶出成分见表1-21。

表1-21　常用溶剂及其溶出成分

溶剂类型	溶剂特点	溶出成分
水	强极性溶剂,溶解水溶性成分	盐类、糖类、氨基酸、鞣质、苷类等;生物碱(酸水);有机酸、黄酮、蒽醌、香豆素等(碱水)
甲醇、乙醇、丙酮	极性大,能与水混溶,穿透力强,溶解范围广	(除蛋白质、黏液质)多数亲水性成分及极性大的亲脂性成分
乙酸乙酯、三氯甲烷、乙醚、石油醚	与水不相溶,选择性强,溶解脂溶性成分	挥发油、香豆素、游离态成分(生物碱、黄酮、蒽醌)、树脂、油脂、叶绿素

1)浸渍提取法:取适量的样品置具塞容器中,加入一定量的溶剂,摇匀,密塞,在一定温度下放置浸泡提取,浸泡期间经常振摇。溶剂用量为样品重量的6~20倍,浸

泡时间从几分钟至 48 h 不等。在中药制剂的常规检测中,取样量、溶剂种类和用量、浸泡时间、浸泡温度等均按各品种项下的规定执行。

课堂互动

案例:《中国药典》收载的石淋通片,其【鉴别】(1)中取本品研成细粉,加 1% 盐酸的 70% 乙醇溶液 10 mL,温热 10 min,滤过,滤液蒸去乙醇,加水 5 mL 使溶解,滤过,取滤液各 1 mL,分置两支试管中,一管加碘化铋钾试液 2 滴,生成橘红色沉淀;另一试管中加三硝基苯酚试液 2 滴,生成黄色沉淀。

讨论:①取样量、溶剂种类和用量、浸泡时间、浸泡温度分别是多少?②取样量、溶剂种类和用量、浸泡时间、浸泡温度等条件在检测中能否随意更改?

2) 回流提取法:取一定量的样品置圆底烧瓶中,加入一定量的有机溶剂(溶剂需浸没过药品),连接回流冷凝器,加热回流提取,放冷,过滤得到提取溶液。在中药制剂的常规检测中,溶剂种类和用量、提取时间等均按各品种项下的规定执行。本法操作简单,提取效率高,但提取杂质较多,适合于对热稳定的待测成分的提取。

课堂互动

案例:《中国药典》收载的利鼻片,其【含量测定】中测定黄芩苷时供试品溶液的制备:取本品 20 片,除去包衣,精密称定,研细,取约 0.5 g,精密称定,精密加入 70% 乙醇 50 mL,称定重量,加热回流提取 40 min,放冷,再称定重量,用 70% 乙醇补足减失的重量,摇匀、滤过,取续滤液,即得。

讨论:①可用何种方法加热,为什么?②"加热回流 40 min",从什么时候开始计时?

3) 连续回流提取法:取一定量的样品置索氏提取器中,加入一定量的有机溶剂,连接回流冷凝器,加热连续回流至提取完全。本法操作简单,提取效率高,不需过滤且提取杂质少,适合于对热稳定的待测成分的提取。

课堂互动

案例:《中国药典》收载的桂枝茯苓胶囊。其【鉴别】(2)中供试品溶液的制备:取本品内容物 2 g,置索氏提取器中,加乙醚适量,加热回流提取 2 h,放冷,取提取液低温挥干,残渣加甲醇 1 mL 使其溶解,作为供试品溶液。

讨论:①加热回流,温度多少度合适?②提取液为何要低温挥干?

4) 超声波提取法:取一定量的样品置具塞锥形瓶中,加入一定量的溶剂后,置超声波荡器中进行提取。提取时间一般在 30 min 内。超声功率和频率按各品种项下的规定执行。本法操作简单,时间短,提取效率高。《中国药典》已广泛采用,绝大多数供试品溶液的制备采用超声波提取。

课堂互动

案例:《中国药典》收载的复方丹参片。其【含量测定】中测定丹酚酸 B 时供试品溶液的制备:取本品 10 片,糖衣片除去糖衣,精密称定,研细,取 0.15 g。精密称定,置 50 mL 量瓶中,加水适量,超声处理(功率 300 W,频率 50 kHz)30 min,放冷。加水至刻度,摇匀,离心,取上清液,即得。

讨论:①超声波在提取中起到什么作用?②提取方法与浸渍提取法、回流提取法、连续回流提取法相比,有何优点?

(2)水蒸气蒸馏法:本法适用于随水蒸气蒸馏不被破坏、不与水发生反应、难溶或不溶于水的挥发性成分的提取,包括挥发油、某些小分子生物碱(如麻黄碱、烟碱、槟榔碱等)和某些小分子的酚类物质(如丹皮酚等)。

课堂互动

案例:《中国药典》收载的木香槟榔丸。其【鉴别】(4)中取本品粉末 4 g,加水 10 mL,水蒸气蒸馏,收集馏液约 100 mL,照紫外-可见分光光度法(通则 0401)测定,253 nm 的波长处有最大吸收。

讨论:①水蒸气蒸馏,可选择何种加热方式?②得到的馏液为什么一般会比溶剂提取法的提取液相对纯些?

(3)升华法:固体物质遇热直接汽化,遇冷后又直接结成固体的过程,称为升华。中药制剂中某些成分具有升华性,如冰片、樟脑、咖啡因、游离蒽醌类等。具有升华性物质可用升华法提取。

课堂互动

案例:《中国药典》收载的紫花烧伤软膏。其【鉴别】(1)中取本品 12 g,微量升华,取白色升华物,加新鲜配制的 1% 香草醛硫酸溶液 1 滴,液滴边缘渐显玫瑰红色。

讨论:①日常生活中具有升华性的物质有哪些?试举出 2~3 种。②升华法提取的升华物质纯度如何?

若为定量分析,则要定量操作。提取过程中如提取溶剂有损失,则加入提取溶剂后,称重,提取完冷却后,再称重,用提取溶剂补足减失的重量。

课堂互动

案例:《中国药典》收载的复方丹参片。其【含量测定】中测定丹参酮ⅡA($C_{19}H_{18}O_3$)时供试品溶液的制备:取本品10片,糖衣片除去糖衣,精密称定,研细,取约1 g,精密称定,置具塞棕色瓶中,精密加入甲醇25 mL,密塞,称定重量,超声处理(功率250 W,频率33 kHz)15 min,放冷,再称定重量,用甲醇补足减失的重量,摇匀,滤过,取续滤液,置棕色瓶中,即得。

讨论: ①如果不定重操作,对测定结果有什么影响?②何为续滤液?

3. 分离 固体中药制剂经提取得到的提取液大多仍成分复杂,干扰大,还需进一步分离化。常用的分离纯化方法主要有液-液萃取法、沉淀法、液-固萃取法(色谱法)和盐析法等。

(1)液-液萃取法:该法为简单萃取法,通常在分液漏斗中进行。利用提取液中待测成分在两种互不相溶的溶剂中分配系数的不同进行分离,分配系数相差越大,则分离效果越好。其中一相为水相,另一相必须是与水互不相溶的有机溶剂,常用的有正丁醇、乙酸乙酯、三氯甲烷、乙醚等,若为含量测定,则应提取完全。一般提取次数为3~5次,提取溶剂应为另一相的2~5倍。

课堂互动

案例:《中国药典》收载的复方草珊瑚含片。其【含量测定】中测定异秦皮啶($C_{11}H_{10}O_5$)时供试品溶液的制备:取本品10片,精密称定,研细,取约1 g,精密称定,加水约1 mL,超声处理(功率300 W,频率25 kHz)10 min,转移到分液漏斗中。用三氯甲烷振摇提取5次(必要时离心),每次10 mL,合并三氯甲烷提取液,回收三氯甲烷至干,残渣用甲醇溶解,转移至25 mL量瓶中,加甲醇至刻度,摇匀,滤过,取续滤液,即得。

讨论: ①萃取时,水中有无溶解三氯甲烷?②萃取时,下层溶液是哪一相?为什么?

(2)沉淀法:改变溶剂极性,过滤,得滤液或不溶物,除去提取物中的非待测成分,如水提醇沉法(沉淀多糖、蛋白质)、醇提水沉法(沉淀树脂、叶绿素)、酸提碱沉法(分离碱性成分)、碱提酸沉法(分离酸性成分);利用某些试剂与提取液中的某些成分发生化学反应进行分离纯化。如雷氏盐沉淀法(分离水溶性生物碱)。

课堂互动

案例:《中国药典》收载的心脑欣胶囊,其【含量测定】中测定枸杞子中甜菜碱时供试品溶液的制备:取装量差异项下的本品内容物,混匀,取约2 g,精密称定,加80%甲醇50 mL,加热回流1 h,放冷,滤过,用80%甲醇30 mL分次洗涤残渣和滤器,合并洗液与滤液,浓缩至10 mL,用盐酸调pH值至1,加入活性炭1 g,加热煮沸,放冷,滤过,用水 15 mL 分次洗涤,合并洗液与滤液,加入新配制的 2.5%硫氰酸铬铵溶液 20 mL,搅匀,10 ℃以下放置 3 h,用 G4 垂熔漏斗滤过,沉淀用少量冰水洗涤,抽干,残渣加丙酮使其溶解,并转移至 5 mL 量瓶中,加丙酮至刻度,摇匀,作为供试品溶液。

讨论:①提取甜菜碱的方法是什么?②在整个供试品溶液制备过程中,甜菜碱的结构是怎么转变的?

(3)液-固萃取法:又称为色谱法。理化性质相似的混合物,用一般的化学方法很难分离,可用色谱法将其分离。《中国药典》常用氧化铝柱(内径约 0.9 cm,中性氧化铝 5 g)、D101 型大孔吸附树脂柱(内经约为 1.5 cm,柱高为 10 cm)等。

课堂互动

案例:《中国药典》收载的小儿热速清口服液。其【含量测定】中测定黄芩中黄芩苷时供试品溶液的制备,精密量取本品 0.5 mL,通过 D101 型大孔吸附树脂柱(内径约为 1.5 cm,柱高为 10 cm),以每分钟 1.5 mL 的流速用水 70 mL 洗脱,继用 40%乙醇洗脱,弃去 7~9 mL 洗脱液,收集洗脱液于 50 mL 量瓶中至刻度,摇匀,即得。

讨论:①黄芩中,除了黄芩苷,还含有哪些黄酮类化合物?②为什么要弃去 7~9 mL 洗脱液,什么是续洗脱液?

(4)盐析法:在水提液(或液体中药制剂)中加入无机盐(NaCl 或 Na_2SO_4 等)至一定浓度或达到饱和状态,使溶液中某些成分溶解度降低而分离。

课堂互动

案例:《中国药典》收载的正骨水。其【含量测定】中挥发油测定:精密量取本品 10 mL,置分液漏斗中,加饱和氯化钠溶液 100 mL,振摇 1~2 min,放置 1~2 h,分取上层液,移入圆底烧瓶中,用热水洗涤分液漏斗数次,洗液并入圆底烧瓶中,照挥发油测定法(通则 2204 甲法)测定,含挥发油不得少于 9.5%。

讨论:①饱和氯化钠溶液是怎样的一种溶液?②饱和氯化钠溶液为什么能使挥发油的溶解度降低?

(三)性状检验

药品性状内容包括其外观、质地、断面、嗅、味、溶解度以及物理常数等,在一定程度上反映药品的质量特性。外观是指药品的色泽外表感官的描述。

制剂的性状包括剂型及内容物的色、嗅、味,其外观性状与原料质量、制剂工艺、包装及贮存等有关,是评价药品质量的主要指标之一。由于外观、嗅、味属一般性描述,没有相对的法定方法,可因生产条件不同而有差异,但只要不影响药品的质量和疗效,一般是允许的。

(四)鉴别

【鉴别】项下包括经验鉴别、显微鉴别和理化鉴别。显微鉴别中的横切面、表面及粉末鉴别,均指经过一定方法制备后在显微镜下观察的特征。理化鉴别包括物理、化学、光谱、色谱等鉴别方法。

(五)检查

【检查】项下规定的项目要求是指药品在加工、生产和贮藏过程中可能含有并需要控制的物质或其限度指标,包括安全性、有效性、均一性与纯度等方面要求。

各类制剂,除另有规定外,均应符合各制剂通则项下有关的各项规定。制剂通则中的"单剂量包装"是指按规定一次服用的包装剂量。各品种【用法与用量】项下规定服用范围者,不超过一次服用最高剂量包装者也应按"单剂量包装"检查。

(六)含量测定

含量测定是控制中药制剂内在质量的重要方法,控制活性成分和毒性成分含量中药制用有效、安全的根本措施。当测定成分为活性成分时,可只规定下限;测定成分为有毒成分时,只规定上限;当有毒成分同时又是活性成分时,必须规定幅度,即上、下限;某些制剂则以有效部分或总成分的含量来控制药品的质量,例如,总生物碱、总黄酮、总皂苷、挥发油、总氮量等的测定。

(七)书写检验报告书

1. 检验记录 检验记录是出具检验报告书的原始依据。为保证药品检验工作的科学性和规范性,检验原始记录必须用蓝黑墨水或碳素笔书写,做到记录原始、数据真实、字迹清晰、资料完整。

检验原始记录按页编号,按规定归档保存,内容不得私自泄露。

(1)基本条件要求:规定的记录纸、各类专用检测记录表格,铅笔(显微绘图用)。

(2)检测人员在检测前,应注意检品标签与所填检测卡的内容是否相符,并将样品的编号与品名记录于检测记录纸上。

(3)检测记录中,应先写明检测的依据。

(4)检测过程中,按检测顺序依次记录各检测项目及其内容,记录均应及时、完整,严禁事后补记或转抄。如发现记录有误,可用单线画去并保持原有的字迹可辨,不得擦抹涂改,并应在修改处签名或盖章,以示负责。

(5)在整个检测工作完成之后,应将检测记录连页顺序编号,根据各项检测结果认真填写"检测卡",并对本检品做出明确的结论。

2. 药品检验报告书 药品检验报告书是对药品质量做出的技术鉴定,是具有法律效力的技术文件;要求做到依据准确、数据无误、结论明确、文字简洁、书写清晰、格式规范;每一张药品检验报告书只针对一个批号。

成品检验报告书一式三份、中间体为两份、物料为两份,分别交仓库或车间,另一份质量管理部门存档。仓库、车间也要设专人保存检验报告。检验原始记录、检验报告书须按批号保存药品有效期后1年或3年后方可销毁。

(1)报告书编号:为8位数字,前4位为年号,后4位为流水号,如19970009。

(2)检品名称:应按药品包装上的品名(中文名或外文名)填写。

(3)剂型:按检品的实际剂型填写,如片剂、胶囊剂、注射剂等。

(4)规格:按质量标准规定填写,没有规格的填"/"。

(5)包装:制剂包装应按药品的最小原包装的包装容器填写,如"塑料瓶"或"铝塑板及纸盒"等。

(6)批号:按药品包装实样上的批号填写。

(7)效期:国内药按药品包装所示填写有效期。

(8)报验数量:指检品所代表该批报验药品的总量。

(9)检测目的:填写"抽验""委托检测""复核检测"或"审核检测"。

(10)检测项目:有"全检""部分检测"或"单项检测"。"单项检测"应直接填写检测项目名称,如"热原"或"无菌"等。

(11)药品检验报告书的结论:内容包括检验依据和检验结论。

全检合格,结论写"本品按××检验,结果符合规定"。

全检中只要有一项不符合规定,即判为不符合规定,结论写"本品按××检验,结果不符合规定"。

如非全项检测,合格的写"本品按××检验上述项目,结果符合规定";如有一项不合格时,则写"本品按××检验上述项目,结果不符合规定"。

★ 总结提高

岗位对接见表1-22。

表1-22 岗位对接

知识与技能	生产企业 质量检测岗位群	经营企业质量验收 及质量管理岗位群	药品检验所中 中药检验岗位群
中药制剂检验 分类、特点	掌握	掌握	掌握
影响中药制剂 质量的因素	掌握	熟悉	熟悉
药品标准	掌握	掌握	掌握
中药制剂检验的 依据和程序	掌握	熟悉	掌握

注:①中药生产企业药品质量检测岗位群即中药生产用原、辅料的鉴别、检验、验收、养护职业工种和岗位,中药生产用中间体、成品的检验职业工种和岗位。②中药经营企业药品质量检测岗位群即中药购进、验收、养护、复核、保管、营销的职业工种和岗位。③各级药品检验所中药检验职业工种和岗位。

★ 练一练：举一反三，巩固提高

根据学习过的内容，选择品种多、实验条件好、教学经验丰富的制药企业或实习基地作为参观单位，写出参观总结报告，根据评价，完成自我评价（表1-23）。

表1-23 自我评价

班级：　　　　姓名：　　　　学号：

评价项目	评价内容	评价标准	分值	得分
参观准备	基本情况	通过图书馆、网络等途径查阅参观单位主要产品的法定药品标准，相应的处方组成、检测项目	5	
	药品标准	有	5	
	产品的检测项目	齐全	10	
参观过程	检测室环境	温度、湿度、通风；实验台面有橡胶护垫，实验室装有窗帘	10	
	检测室管理	检测人员的穿戴工衣、工帽	30	
	其他	垃圾废物的处理等	10	
总结报告	体会、意见、建议	有独到见解	30	
总分			100	

项目小结

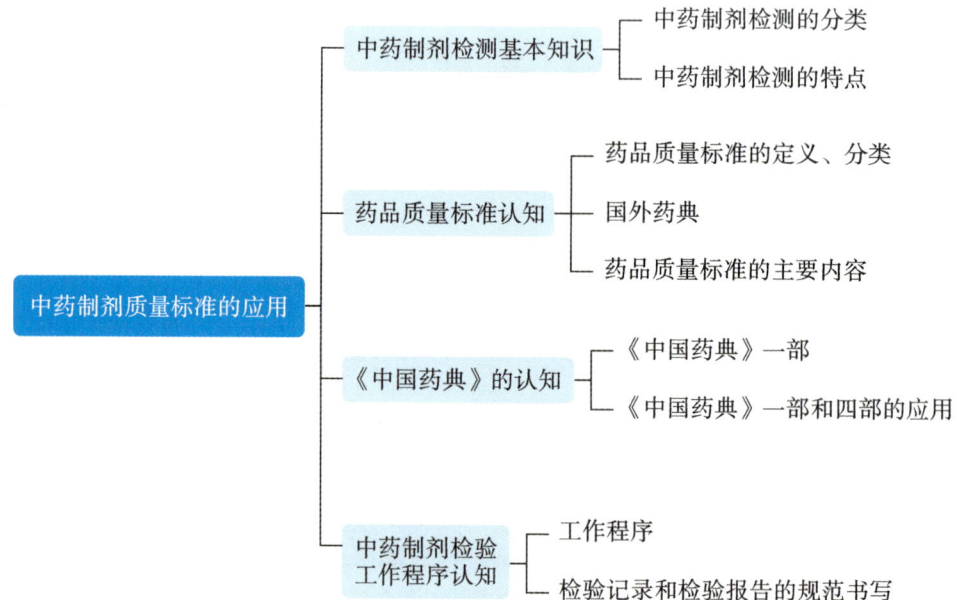

目标检测

1. 我国药品质量标准的内容不包括(　　)
   A. 名称　　　　　　　　　　B. 性状
   C. 鉴别　　　　　　　　　　D. 含量测定

2. 精密量取 5 mL 溶液时使用的量具应是(　　)
   A. 量筒　　　　　　　　　　B. 量杯
   C. 刻度试管　　　　　　　　D. 移液管

3. 中药制剂检验的依据是(　　)
   A.《中国药典》《新药转正标准》　　B.《新药转正标准》、企业药品标准
   C.《中国药典》《局版药品标准》　　D.《局版药品标准》、企业药品标准

4. 我国现行药典为(　　)
   A. 2005 年版　　　　　　　　B. 2010 年版
   C. 2015 年版　　　　　　　　D. 2020 年版

5. "阴凉干燥"所指的温度为低于(　　)
   A. 10 ℃　　　　　　　　　　B. 15 ℃
   C. 20 ℃　　　　　　　　　　D. 25 ℃

6. 药典二号筛的目数是(　　)
   A. 24 目　　　　　　　　　　B. 80 目
   C. 100 目　　　　　　　　　 D. 200 目

7. 除另有规定外,恒重是指供试品连续两次干燥或炽灼后的重量差异在多少以下的重量(　　)
   A. 3.0 mg　　　　　　　　　B. 0.3 mg
   C. 1.0 mg　　　　　　　　　D. 0.5 mg

8. 连续回流提取法所用的提取仪器是(　　)
   A. 具塞锥形瓶　　　　　　　B. 索氏提取器
   C. 平底烧瓶　　　　　　　　D. 圆形称量瓶

9. 为保证样品具有良好的代表性,取样时应遵循的原则是(　　)
   A. 少量　　　　　　　　　　B. 随机、均匀
   C. 多次　　　　　　　　　　D. 科学、合理

10. 中药制剂具有一定的(　　)
    A. 重量和体积　　　　　　　B. 性状和功效
    C. 颜色和气味　　　　　　　D. 规格和剂型

案例链接

2019年7月,在开展落实食品药品安全"四个最严"要求专项行动期间,湖南省涟源市市场监督管理局举全局之力,深入基层乡村社区,全面摸排人民群众反映强烈、社会影响恶劣、舆论高度关注的涉及食品药品安全违法线索,打响确保食品药品安全"人民之战"。根据群众举报,历经3个月的深挖细查,联合公安机关成功查办一起隐藏于城乡接合部从事制售假药的李某等人生产销售假药案,抓捕犯罪嫌疑人3人,捣毁假药生产窝点1个、假药销售网点2个,现场查扣中药切片机、粉碎机、制丸机等制假设备和成品、原料、包装材料及"祖传秘方""包治百病"等非法宣传资料。经执法检验,涉案假药检出非法添加的醋酸泼尼松、吲哚美辛、马来酸氯苯那敏等化学药物成分,长期服用对人体会造成精神行为障碍或再生障碍性贫血等危害。

案例要点:敬畏生命,依法检验,诚实守信,求真务实。

项目二　中药制剂的鉴别

中药制剂的鉴别,是指根据中药制剂的性状、组方中各单味药材的组织学特征及所含化学物质的化学特性,利用一定的方法来确定中药制剂中原料药的组成,从而判断该制剂的真伪。鉴别方法包括性状鉴别法、显微鉴别法和理化鉴别法,其中理化鉴别法包括化学反应法、分光光度法、色谱法等鉴别方法。

中药制剂化学成分非常复杂,干扰因素较多,大多数中药制剂的鉴别需要多种鉴别方法配合进行,才能得到准确结果,综合地判断药物的真伪。《中国药典》各品种项下的鉴别方法,仅适用于贮藏在有标签容器中的药物,用于证实是否为其所标示的物质。

任务一　中药制剂的性状鉴别

情景设定

六味地黄丸、六味地黄丸(浓缩丸)、六味地黄软胶囊、六味地黄胶囊、六味地黄颗粒的主成分都是熟地黄、酒萸肉、牡丹皮、山药、茯苓、泽泻,其性状是否相同呢?

性状鉴别法

任务目标

1. 素质目标　树立"药品质量关系人的生命"的责任意识,养成严谨细致、实事求是的工作态度。
2. 知识目标　掌握外观性状的概念;熟悉检查方法;了解检查的意义。
3. 技能目标　能熟练检查不同类型药品的性状检查方法,正确记录并判断结果。

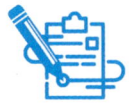

任务实施

★ 查一查

查阅《中国药典》(2020年版)一部中六味地黄丸等制剂的质量标准,742~746页。

(1)六味地黄丸:本品为棕黑色的水丸、水蜜丸、棕褐色至黑褐色的小蜜丸或大蜜丸;味甜而酸。

(2)六味地黄丸(浓缩丸):本品为棕褐色或亮黑色的浓缩丸;味微甜、酸、略苦。

(3)六味地黄软胶囊:本品为软胶囊,内容物为棕褐色的膏状物;味甜、微酸。

(4)六味地黄胶囊:本品为硬胶囊,内容物为浅棕色至棕色的粉末和颗粒;味苦、微酸。

(5)六味地黄颗粒:本品为棕褐色的颗粒;味微甜、酸、微苦,有特异香气。

★ 做一做

完成六味地黄丸、六味地黄丸(浓缩丸)、六味地黄软胶囊、六味地黄胶囊、六味地黄颗粒的外观性状检查。

(一)检验准备

六味地黄丸、六味地黄丸(浓缩丸)、六味地黄软胶囊、六味地黄胶囊、六味地黄颗粒检验记录、标准操作规程(SOP)。

(二)检验过程

1.查阅质量标准 认真阅读质量标准"性状"项下的描述,按照提示的信息来观察对应的药品。

2.记录外观性状 记录观察到的六味地黄丸、六味地黄丸(浓缩丸)、六味地黄软胶囊、六味地黄胶囊、六味地黄颗粒的真实外观。

六味地黄丸:棕黑色的水丸、水蜜丸、棕褐色至黑褐色的小蜜丸或大蜜丸;味甜而酸。

六味地黄丸(浓缩丸):棕褐色或亮黑色的浓缩丸;味微甜、酸、略苦。

六味地黄软胶囊:软胶囊,内容物为棕褐色的膏状物;味甜、微酸。

六味地黄胶囊:硬胶囊,内容物为浅棕色至棕色的粉末和颗粒;味苦、微酸。

六味地黄颗粒:棕褐色的颗粒;味微甜、酸、微苦,有特异香气。

3.结果判断 将观察到的结果与"查一查"项下的描述进行比对,若一致,检查结果即为"符合规定";若不一致,检查结果即为"不符合规定"。

六味地黄丸:符合规定。

六味地黄丸(浓缩丸):符合规定。

六味地黄软胶囊:符合规定。
六味地黄胶囊:符合规定。
六味地黄颗粒:符合规定。

★学一学:必备知识与原理

药品的性状是药品质量的重要表征之一。药品质量标准性状项下包含外观、气、味、溶解度以及物理常数等,在一定程度上反映药品的质量特性。

外观性状指将制剂除去包装、包衣或胶囊壳后的形状(形态)、色泽及气味等特征,可初步判断中药制剂的真伪。

1. 色泽　指制剂在日光下呈现的颜色,制剂的色泽描述应准确。当以两种色调复合描述制剂的色泽时,应以后面一种颜色为主,如红棕色以棕色为主,棕红色以红色为主。当所描述的制剂具有两种不同颜色时,一般将常见的或质量好的颜色写在前面,如大山楂丸为棕红色或褐色。有的制剂在贮期间颜色会变深,可根据实际情况规定颜色变化幅度,将两种颜色用"至"连接,如参苓白术散的颜色为黄色至灰黄色。

2. 形态　指中药制剂具有的物理聚集态。同一态的药物,有多种描述方法,如液体的形态包括黏稠液体、液体、澄清液体、澄明液体等。药物形态发生改变,可能是由于质变、掺杂等引起。

3. 形状　制剂的形状与生产设备的模具有关,如栓剂可分为球形、圆锥形、鱼雷形、卵形、鸭嘴形等。

4. 气　制剂的气是靠嗅觉获取的,可分为香、芳香、清香、腥、臭、特异等。当气味不明显时,可用气微表示;当香气浓厚时用芳香浓郁来表示。

5. 味　制剂的味是靠味觉获取的,味可分为甜、酸、苦、辛、凉、涩、咸、辣、麻等。也可用混合味如清凉、辛凉、麻辣等进行描述。

6. 其他　含有滑石的制剂手捻有滑腻感;有些制剂因工艺和药物组成的原因具有光泽感等。

物理常数包括相对密度、馏程、熔点、凝点、比旋度、折光率、黏度、吸收系数、酸值、碘值、过氧化值和皂化值等,是药品品质的表征之一,其测定结果不仅具有鉴别意义,也可在一定程度上反映药用原料及辅料的纯度,是评价药品质量的指标之一。

物理常数是表示药物物理性质的重要特征常数,在一定实验条件下是不变的,是反映药品真伪优劣的一个方面,还可反映其纯杂程度。2020 年版《中国药典》附录收载的物理常数测定有相对密度、折光率、旋光度、凝点、熔点、馏程等。物理常数可以作为定性鉴别的一种手段。例如,我国现行的药典中规定丁香罗勒油折光率为 1.530 ~ 1.540,相对密度为 1.030 ~ 1.050;八角茴香油相对密度在 25 ℃ 时为 0.975 ~ 0.988,凝点不低于 15 ℃,旋光度为 $-2°$ ~ $+1°$,折光率为 1.553 ~ 1.560;肉桂油相对密度 1.055 ~ 1.070,折光率为 1.602 ~ 1.614;牡荆油胶丸折光率 1.485 ~ 1.500;薄荷脑熔点为 42 ~ 44 ℃,比旋光度 $-49°$ ~ $-50°$。

★ **总结提高**

1. 药品性状检查的基本程序
(1)先查阅药品质量标准或SOP。
(2)阅读并找出关键观测点:颜色、状态(固液气)、形状、剂型等。
(3)取来要检查的药品,对照关键观测点逐一检查并如实记录。
(4)将记录的现象与标准比对,得出结论。
2. 外观性状是对色泽和外表感观的规定,一般包括色泽、状态、形状、剂型等的描述。
3. 外观性状检查的方法　目视观测、闻、嗅。
4. 注意事项
(1)制剂的性状指成品的颜色、形态、气味等。
(2)有包衣的丸剂、片剂应描述除去包衣后的片心、丸心的颜色及气味。
(3)硬胶囊应写明除去胶囊后内容物的性状。
(4)制剂色泽有两种色调组合,描写时以后者为主,如棕红色。

★ **练一练:举一反三,巩固提高**

现有附子理中丸(蜜丸)、二冬膏(煎剂)、急支糖浆(糖浆剂)、生脉饮(口服液)一组药品,请自主查阅2020年版《中国药典》完成药物的性状检查任务和自我评价(表2-1)。

表2-1　药物的性状检查记录及评价

班级：　　　　姓名：　　　　学号：

序号	药品名称	性状描述	检测记录	结论	分值	得分
1	附子理中丸(蜜丸)				25	
2	二冬膏				25	
3	急支糖浆				25	
4	生脉饮				25	
	总分				100	

任务二 中药制剂的显微鉴别

情景设定

三黄片、参苓白术散、小儿肝炎颗粒 3 个药物中均含饮片粉末,如何利用显微鉴别技术对制剂进行定性鉴别呢?

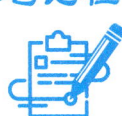

任务目标

1. 素质目标　树立"药品质量关系人的生命"的责任意识,养成严谨细致、实事求是的工作态度。

2. 知识目标　掌握显微鉴定的概念,掌握显微观察法的具体操作方法;了解显微鉴定的意义。

3. 技能目标　能熟练检查中药制剂的显微鉴别,正确记录并判断结果。

显微鉴别技术

任务实施

★查一查

查阅三黄片的显微鉴别,《中国药典》2020 年版一部,517 页;参苓白术散的显微鉴别,《中国药典》2020 年版一部,1 223 页;小儿肝炎颗粒的显微鉴别,《中国药典》2020 年版一部,561 页。

1. 三黄片　取本品,置显微镜下观察:草酸钙簇晶大,直径 60～140 μm(大黄)。

该药的处方和制法为:大黄 300 g,盐酸小檗碱 5 g,黄芩浸膏 21 g。黄芩浸膏是取黄芩,加水煎煮 3 次,第一次 1.5 h,第二次 1 h,第三次 40 min,合并煎液,滤过,滤液用盐酸调节 pH 值至 1～2,静置 1 h,取沉淀,用水洗涤使 pH 值至 5～7,烘干,粉碎成细粉。取大黄 150 g,粉碎成细粉;剩余大黄粉碎成粗粉,用 30% 乙醇回流提取 3 次,滤过,合并滤液,回收乙醇并减压浓缩成稠膏,加入大黄细粉、盐酸小檗碱细粉、黄芩浸膏细粉及适量辅料,混匀,制成颗粒,干燥,压制成 1 000 片,包糖衣或薄膜衣;或压制成 500 片,包薄膜衣,即得。

2. 参苓白术散　①不规则分枝状团块无色,遇水合氯醛试液溶化;菌丝无色或淡棕色,直径 4～6 μm(茯苓)。②草酸钙簇晶直径 20～68 μm,棱角锐尖(人参)。③草酸钙针晶细小,长 10～32 μm,不规则地充塞于薄壁细胞中(炒白术)。④草酸钙针晶束存在于黏液细胞中,长 80～240 μm,针晶直径 2～8 μm(山药)。⑤纤维束周围薄壁细胞含草酸钙方晶,形成晶纤维(甘草)。⑥色素层细胞黄棕色或红棕色,表面观呈类长方形、类多角形或类圆形(莲子)。⑦种皮栅状细胞长 80～150 μm(白扁豆)。⑧内种皮厚壁细胞黄棕色或棕红色,表面观类多角形,壁厚,胞腔含硅质块(砂仁)。⑨联结乳管直径 14～25 μm，含淡黄色颗粒状物(桔梗)。

该药的处方和制法为：本品为人参 100 g、茯苓 100 g、炒白术 100 g、山药 100 g、炒白扁豆 75 g、莲子 50 g、炒薏苡仁 50 g、砂仁 50 g、桔梗 50 g、甘草 100 g 制成的散剂。取以上 10 味，粉碎成细粉，过筛，混匀，即得。

3. 小儿肝炎颗粒　取本品，置显微镜下观察：①韧皮纤维淡黄色，梭形，壁厚，孔沟细(黄芩)。②果皮含晶石细胞，类圆形或多角形，直径 17～31 μm，壁厚，胞腔内含草酸钙方晶(栀子)。③纤维束鲜黄色，周围细胞含草酸钙方晶，形成晶纤维，含晶细胞壁木化增厚(黄柏)。

该药的处方和制法为：本品为茵陈 120 g、栀子(姜炙)30 g、黄芩 60 g、黄柏 60 g、山楂(炒焦)90 g、大豆黄卷 90 g、郁金 15 g、通草 30 g 制成的颗粒剂。取以上 8 味，栀子、黄芩、黄柏三味粉碎成细粉，其余茵陈等五味加水煎煮 2 次，合并煎液，滤过，浓缩至相对密度为 1.30～1.35(50 ℃)的清膏。取清膏 1 份，加蔗糖 3 份，糊精 1 份及上述细粉混匀，制成颗粒，干燥，即得。

★ 做一做

完成三黄片、参苓白术散、小儿肝炎颗粒的显微鉴别。

(一)检验准备

1. 仪器　生物光学显微镜、显微摄影装置或显微描绘器、电脑联机装置及其图像处理软件、切片机、小型粉碎机、离心机等。

2. 用具

(1)仪器：放大镜、刀片、解剖刀、镊子、剪刀、解剖针等。

(2)用具：载玻片、盖玻片、吸湿器、培养皿或小烧杯、酒精灯、铁三脚架、石棉网、滴瓶、试管、试管架、滴管、玻璃棒、乳钵、量筒等、毛笔、铅笔(HB、3H 或 6H 绘图用铅笔)、带盖搪瓷盘、纱布、滤纸、火柴等。

3. 试液

(1)水合氯醛试液：水合氯醛试液能使已收缩的细胞膨胀，可溶解淀粉粒、蛋白质、叶绿体、树脂、挥发油等，便于清楚地观察组织构造及草酸钙结晶。水合氯醛透化后不待放冷即滴加甘油乙醇液，以防水合氯醛析出结晶而妨碍观察。如需观察菊糖等一些多糖物质，则加水合氯醛试液不加热(冷装片)观察。配制方法：取水合氯醛 50 g，加水 15 mL 与甘油 10 mL 使其溶解，即得。

(2)甘油醋酸试液(斯氏液)：为常用封藏液，专用于观察淀粉粒形态，可使淀粉粒保持原形，便于测量其大小。配制方法：取甘油、醋酸及水各等份，混匀，即得。

(3)甘油乙醇试液：为封藏液，也是软化剂，常用于保存植物性材料及临时切片，有软化组织的作用。配制方法：取甘油、稀乙醇各 1 份，混合，即得。

此外，尚有苏丹Ⅲ试液、钌红试液、间苯三酚试液、碘试液、硝铬酸试液、α-萘酚试液、硝酸汞试液(米隆试液)、氯化锌碘试液等。以上试液，均应符合《中国药典》2020 年版一部附录ⅣB 的规定。

4. 其他 检验记录、标准操作规程(SOP)。

(二)检验过程

中药制剂的显微鉴别基本程序为处方分析→供试品粉末的制备→显微制片→显微观察→显微测量→显微化学鉴别→记录→结果判断。

1. 检验

(1)处方分析:根据处方组成及制备工艺,对制剂中含有的原药材粉末显微特征逐一进行观察和比较,排除类似的、易相互干扰或因加工而消失的特征,选取该药材在本制剂中易察见、专属性强的显微特征1~2个,作为能表明该药味存在的依据。对于组成药味较多的复方制剂,可选择主药、贵重药、毒性药或易混乱品种重点观察。

国家药品标准规定制剂的显微特征,均已进行处方分析,可直接对其专属性特征进行鉴别,如三黄片、小儿清热片、牛黄消炎片、利胆排石片等制剂中检出大黄的专属性特征为草酸钙簇晶大,直径60~140 μm。

在不同的中药制剂中检出同一中药,选择的专属性特征可以相同,也可不同;可以是一个,也可以是多个。如乌鸡白凤丸、十全大补丸等制剂中检出白芍的专属性特征均为草酸钙簇晶直径18~32 μm,存在于薄壁细胞中,常排列成行,或一个细胞中含有数个簇晶;而归芍地黄丸中牡丹皮亦含与白芍相似的草酸钙簇晶,因此选用类白色糊化淀粉粒团块作为其专属性特征。万氏牛黄清心丸、牛黄上清丸等制剂中检出黄连的专属性特征为1个:纤维束鲜黄色,壁稍厚,纹孔明显。而安宫牛黄丸中检出黄连的专属性特征则为2个:除纤维束外,尚有石细胞鲜黄色。

(2)供试品粉末的制备:制片前,可按剂型不同进行粉末的制备,再按粉末制片法装片观察(表2-2)。

表2-2 不同剂型供试品粉末制备

剂型	供试品粉末制备
散剂、胶囊剂	取适量粉末(应研细),装片
片剂	取2~3片(包衣者除去包衣),研碎后取少量粉末装片
蜜丸	将药丸切开,从切面由外至中央挑取适量或用水脱蜜后,吸取沉淀物少量装片
水丸、糊丸、水蜜丸	取数丸,置研钵中研成粉末,取适量粉末装片
锭剂	取1~2锭,置研钵中研成粉末,取适量粉末装片

(3)显微制片:制片挑取供试品粉末(必要时过四号筛)少许,置载玻片上,滴加甘油醋酸试液、水合氯醛试液或其他适宜的试液,盖上盖玻片。必要时,加热透化。根据观察对象不同,分别制1~5个标本片。

进行显微鉴别时,一般先以甘油醋酸封片观察淀粉粒、菊糖等,再以水合氯醛封片观察其他显微特征,最后再加热透化或滴加其他理化试剂进行显微观察。

水合氯醛试液,能使干缩的细胞膨胀,并可溶解淀粉粒、蛋白质、叶绿素(体)、树脂、挥发油等,能较清晰地观察组织结构及草酸钙结晶。水合氯醛透化后不待放冷即滴加甘油乙醇液,以防止水合氯醛析出结晶而影响观察。

(4)显微观察:一般需观察2~5个显微标本片,根据能否观察到某药材的专属性特征,判断制剂中该药材是否存在。为提高显微鉴别的正确性,可与对照药材或已准确进行品种鉴定的药材对照观察。观察时应采用"先低倍后高倍"的原则,先在低倍镜下采用"之"字移动法,使标本片沿着一定的线路移动,以便能检查到标本片的各个部位。方法是:旋转载物台移动器,从盖玻片的左上角开始逐渐使视野平行向右移动,到达右上角后,将视野向近侧移动2/3~3/4个视野,再使视野由右平行向左移动,到达左端后,再如前法移动,直到整个标本片观察完毕。

(5)显微测量:测量显微测量是应用显微量尺在显微镜下测量细胞及细胞内含物等大小的一种方法,是中药制剂显微鉴别的重要手段之一。测量可用目镜测微尺进行。如一捻金的显微鉴别:取本品,置显微镜下观察,草酸钙簇晶大,直径60~140 μm(大黄);草酸钙簇晶直径20~68 μm,棱角锐尖(人参)。

(6)显微化学鉴别:观察中药制剂的成分非常复杂,为便于观察常将制剂粉末或提取液滴加适当的化学试剂后制成标本,利用显微镜观察细胞壁、细胞内含物或某些化学成分出现的变色、溶解、产生结晶或气泡等现象,以对中药制剂进行真伪鉴别。细胞内含物及细胞壁性质的显微鉴别见表2-3。

表2-3 细胞内含物及细胞壁性质的显微鉴别

细胞内含物及细胞壁		检定观察
细胞内含物	淀粉粒	加碘试液,显蓝色或紫色 用甘油醋酸试液装片,置偏光显微镜下观察,未糊化的淀粉粒显偏光现象;已糊化的无偏光见象
	糊粉粒	加碘试液,显棕色或黄棕色 加硝酸汞试液,显砖红色
	脂肪油、挥发油或树脂	加苏丹Ⅲ试液,显橘红色、红色或紫红色 加90%的乙醇,脂肪油和树脂不溶解(蓖麻油和巴豆油例外),挥发油则溶解
	菊糖	加10% α-萘酚乙醇溶液,再加硫酸,显紫红色并溶解
	黏液质	加钌红试液,显红色
	草酸钙结晶	加稀醋酸不溶解;加稀盐酸溶解而无气泡产生 加硫酸溶液(1→2)逐渐溶解,片刻后析出针状硫酸钙结晶
	碳酸钙结晶	加稀盐酸溶解,同时有气泡产生
	硅质	加硫酸不溶解

续表2-3

细胞内含物及细胞壁		检定观察
细胞壁	木质化	加间苯三酚试液1~2滴,稍放置,加盐酸1滴,显红色或紫红色
	木栓化	加苏丹Ⅲ试液,稍放置或微热,显橘红色或红色
	纤维素	加氯化锌碘试液,或先加碘试液湿润后,稍放置,再加硫酸(33→50),显蓝色或紫色
	硅质化	加硫酸无变化

2. 记录　边观察边记录。按照检查项目逐一进行显微特征记录,鉴别的项目名称和排列顺序,按质量标准上的顺序书写。

除用文字详细描述组织特征外,可根据需要用HB、4H或6H铅笔绘制简图,并标出各特征组织的名称。

记录三黄片、参苓白术散、小儿肝炎颗粒的显微特征(图2-1)。

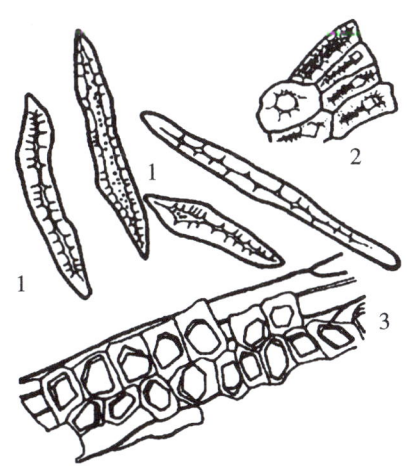

1.黄芩(韧皮纤维);2.栀子(果皮含晶石细胞);3.黄柏(晶纤维)。

图2-1　小儿肝炎颗粒显微特征

3. 结果判断　根据药典标准规定进行判断,对于不同项目要依据其不同的标准规定进行结果判断。

将观察、记录的样品显微特征与"查一查"项下标准规定内容进行比对,断定其真伪或是否有掺伪,以及成方制剂投料的真实性。若规定的显微特征全部检出,检查结果即为"符合规定";若不一致,检查结果即为"不符合规定"。

三黄片:符合规定。

参苓白术散:符合规定。

小儿肝炎颗粒:符合规定。

★ 学一学：必备知识与原理

中药制剂的显微鉴别指利用显微镜来观察中药制剂中组织、细胞或内含物等特征，从而进行鉴别的方法。显微鉴别法操作简单、快速、准确，是中药制剂鉴别的常用方法之一，适用于含饮片粉末的中药制剂，如片剂、散剂、丸剂等。对于用饮片提取物制成的制剂，如口服液、酊剂等，由于饮片原有的组织结构被破坏，故不能采用显微鉴别法进行鉴别。

《中国药典》一部，所有含饮片粉末的中药制剂都增加或修订了显微鉴别内容。

中药制剂的显微鉴别，应分析处方，选用能相互区别、互不干扰且能表明该饮片存在的显微特征作为鉴定依据。一般选择主药、贵重药或易混乱品种重点观察。

（1）中药制剂的显微鉴别仅限于含饮片粉末入药的剂型。

（2）显微鉴别时，应选取药材在该制剂中易察见的、专属性强的1~2个显微特征作为鉴别依据，两味或两味以上药材所共有的显微特征，不能作为鉴别指标。

（3）中药制剂的原料药材包括植物药、动物药、矿物药，来源于相同药用部分的药材显微特征具有一定的规律性，在显微鉴别时，应根据处方原料的来源，有重点地进行观察，提高鉴别的准确性。

（4）装片时所选用的试液，一般与原药材粉末显微鉴别相同，如用甘油醋酸试液、稀甘油或其他试液装片观察淀粉粒；用水合氯醛装片不加热观察菊糖；用水合氯醛加热透化后观察细胞组织特征。

（5）检验记录要求详细、清晰、明确、真实。先记录原粉末的色泽、气味，然后全面观察目的物，详细描述其特征，测量其长度，并注意统计最小量值、多见量值、最大量值，并一一记录。必要时，可利用显微描绘器或显微摄影装置绘图或制作显微照片，并注明放大倍数或加比例尺。通常以"先多数后少数"的顺序描述特征，并标明"多见""少见""偶见"。注意着重描述有鉴别意义的组织、细胞和内含物。应注意标准规定以外的异常显微特征的记录，并根据药材和饮片的基原、成方制剂的处方和制法综合分析，必要时可采用对照药材或已经鉴定品种的药材作对照进行判断。如未能检出某应有药味的显微特征，应注明"未检出××"；如检出不应有的某药味，则应画出其显微特征图，并注明"检出不应有的××"。

（6）根据观察、记录的样品显微特征与标准规定内容或与对照药材比较是否相符，断定其真伪或是否有掺伪，以及成方制剂投料的真实性。

★ 总结提高

中药制剂显微鉴别的基本程序。

（1）先查阅药品质量准或SOP。

（2）进行显微制片和显微观察，必要时进行显微化学鉴别，并如实记录。

（3）取要检查的药品，对照关键观测点逐一检查并如实记录。

（4）将记录的现象与标准比对，得出结论。

★练一练:举一反三,巩固提高

现有六味地黄丸(大蜜丸)、小儿清热片、五苓散一组药品,请自主查阅2020年版《中国药典》,完成药物的显微鉴别任务和自我评价(表2-4)。

表2-4 药物的显微鉴别记录及评价

班级:　　　　姓名:　　　　学号:

序号	药品名称	显微鉴别描述	检测记录	结论	分值	得分
1	六味地黄丸(大蜜丸)				25	
2	小儿清热片				25	
3	五苓散				25	
	总分				75	

任务三　中药制剂的化学鉴别

情景设定

化学反应鉴别法

小明在实验任务中接到实验员分发的参茸保胎丸,按照鉴别要求,取本品 2 g,研细,加水 10 mL,置水浴上温热 10 min,放冷,滤过,滤液滴在滤纸上,加茚三酮试液 1 滴,在 105 ℃加热约 2 min,斑点显紫色。同学们能否判断以上实验现象属于哪种鉴别试验方法?

任务目标

1. 素质目标　从规矩意识的建立中渗透职业道德教育,进入实验室时,要求学生严格遵守实验室规则,保持良好的实验环境和实验秩序。培养学生严谨正确的职业态度和"笃学尚行,止于至善"的科学素养,具备"质量第一"的责任意识,养成严谨扎实、实事求是、精益求精的工作作风,利于学生综合素质的形成、科学思维方法和创新能力的培养。

2. 知识目标　掌握鉴别的概念;熟悉常用的化学鉴别法的测定原理及操作方法。

3. 技能目标　能正确进行化学鉴别操作;会配制相关试液;能正确记录鉴别结果,书写原始记录并正确判断结果。

任务实施

★查一查

查阅《中国药典》中安神补脑液,其【鉴别】项下:

取本品 5 mL,加氢氧化钠试液 2.5 mL、铁氰化钾试液 0.5 mL 与正丁醇 5 mL,强烈振摇 2 min,放置使分层,溶液置紫外光灯(365 nm)下观察,正丁醇层显蓝色荧光,加酸使其呈酸性,荧光即消失,再加碱使其呈碱性,荧光又显出。

★做一做:完成安神补脑液的鉴别

(1)查阅标准,分析鉴别方法,设计操作流程:用量筒量取安神补脑液 5 mL,加氢氧化钠试液 2.5 mL、铁氰化钾试液 0.5 mL 与正丁醇 5 mL 于分液漏斗中,强烈振摇 2 min,放置使其分层,分离正丁醇相,在紫外灯下观察,显示荧光,加酸荧光消失,加碱,荧光显出。

(2)检验准备:量筒、分液漏斗、安神补脑液、氢氧化钠试液、铁氰化钾试液、正丁醇、酸和碱等。

(3)操作要点:①量筒的量取;②分液漏斗的使用;③紫外光灯的使用。

(4)记录现象:正丁醇相显示荧光;加酸荧光消失;加碱荧光出现。

(5)标准规定。

(6)检验结论:符合规定。

★学一学:必备知识与原理

一、概述

化学反应鉴别法是利用检测试剂与制剂中的有效成分或指标性成分发生化学反应,根据所产生的颜色、沉淀、气体或荧光等现象,初步判断制剂中所含化学成分的有无。该方法操作简单,适用性强,但专属性较差。

中药制剂的成分复杂,干扰因素多,在化学反应鉴别前应对样品进行提取、分离、纯化,除去干扰物质,改善鉴别方法的专属性。具体的分离精制方法要与被鉴别成分的性质、干扰成分的性质和化学反应对反应条件的要求相适应。

化学反应鉴别法主要用于制剂中含有生物碱、黄酮类、蒽醌类、皂苷类、香豆素、内酯、挥发油、糖类、氨基酸、蛋白质及矿物类等成分的鉴别。

(一)生物碱

生物碱是一类重要的天然有机化合物,含有生物碱类成分的中药材较多,如毛茛科(黄连、乌头、附子)、防己科(汉防己、北豆根)、罂粟科(罂粟、延胡索)、茄科(洋金花、颠茄、莨菪)、马钱子科(马钱子)、豆科(苦参)、百合科(贝母、川贝母、浙贝母)等。大多数生物碱在酸性水溶液或烯醇中可与某些试剂发生沉淀反应(常用)或颜色反应以此鉴别生物碱。《中国药典》一部收载的用生物碱沉淀反应鉴别的有川贝雪梨膏、小儿肺热平胶囊、止喘灵注射液、马钱子散、牛黄蛇胆川贝液、石淋通片、黄杨宁片等。

常用的生物碱沉淀试剂见表2-5。

表2-5 常用的生物碱沉淀试剂

生物碱沉淀试剂名称	组成	反应特征
碘化铋钾试剂	$KBiI_4$	黄色至橘红色无定形沉淀
碘化汞钾试剂	K_2HgI_4	类白色沉淀
碘-碘化钾试剂	$KI-I_2$	红棕色无定形沉淀
硅钨酸试剂	$SiO_2-12WO_3 \cdot nH_2O$	淡黄色或灰白色无定形沉淀
饱和苦味酸试剂	2,4,6-三硝基苯酚	黄色沉淀或结晶
雷氏铵盐试剂	$NH_4[Cr(NH_3)_2(SCN)_4]$	红色沉淀或结晶

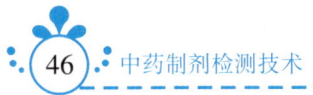 **课堂互动**

案例:《中国药典》收载的川贝雪梨膏,其【鉴别】中取本品 20 g,加水 20 mL 及碳酸钠试液 5 mL,搅匀,用乙醚 20 mL 振摇提取,分取乙醚液,挥干,残渣加 1% 盐酸溶液 2 mL 使溶解,滤过,滤液分置两支试管中,一管中加碘化铋钾试液 1~2 滴,生成红棕色沉淀;另一管中加碘化汞钾试液 1~2 滴,呈现白色浑浊。

讨论:①碳酸钠试液有什么作用?②用什么方法提取生物碱?有没有分离精制?

生物碱鉴别实验的注意事项如下:

(1) 反应条件生物沉淀反应一般在酸性溶液中进行(苦味酸可在中性条件下进行)。

(2) 结果判定进行生物沉淀反应时,一般需采用 3 种或 3 种以上的试剂分别进行实验,如果均发生沉淀反应,可判定制剂中含有生物碱成分。

(3) 防止假阴性、假阳性现象,少数生物碱如麻黄碱、吗啡、咖啡因等,不与生物碱沉淀试剂反应,出现假阴性现象。制剂中常含有蛋白质、多肽、氨基酸、鞣质等一些非生物碱类成分,也能与生物碱沉淀试剂作用产生沉淀,出现假阳性现象。

(4) 有机溶剂提取后鉴别大多数中药制剂提取液的颜色较深,影响实验结果的观察。为提高检测结果的准确性,可将酸水液碱化后用三氯甲烷萃取游离生物碱,使之与水溶性有色物质分离,然后再用酸水将生物碱从三氯甲烷溶液中萃取出来,进行沉淀反应。

(二)黄酮类化合物

常见的含有黄酮类成分的中药有黄芩、葛根、银杏叶、槐花、陈皮、山楂、槐米等,常用盐酸-镁粉反应进行鉴别。《中国药典》一部收载的用盐酸-镁粉反应鉴别的有大山楂丸、参茸保胎丸、复方金钱草颗粒等。

通常是取供试品的甲醇溶液或乙醇溶液 1 mL,加入少量镁粉与盐酸,可显色。多数黄酮、黄酮醇、二氢黄酮及二氢黄酮醇类化合物显橙红色至紫红色,少数显紫至蓝色。但查尔酮、儿茶素类则不发生显色反应。

(三)蒽醌类化合物

含有蒽醌类成分的中药主要有大黄、丹参、紫草、虎杖、决明子、何首乌、番泻叶等常用碱液反应进行鉴别。《中国药典》一部收载的用碱液反应鉴别的有大黄流浸膏、十五味沉香丸等。

通常是取供试品的酸水提取液,加入乙醚振摇,分取乙醚层,加入氢氧化钠或氨试液振摇,乙醚层仍显黄色,碱液层显红色。

课堂互动

案例:《中国药典》收载的十五味沉香丸,其【鉴别】中取本品适量,研细,取 0.5 g,加 0.1% 氢氧化钾溶液 5 mL,煮沸,放冷,加水 5 mL,滤过,滤液加稀盐酸使其呈微酸性,加乙醚 5 mL,振摇,分取乙醚液,加氨试液 5 滴,即显棕红色。

讨论:①0.1% 氢氧化钾溶液的作用是什么?②采用什么方法提取蒽醌?有没有分离精制?

(四)皂苷

含有皂苷的中药有人参、甘草、黄芪、柴胡、知母、三七、桔梗、远志、麦冬等,皂苷常用泡沫反应、显色反应进行鉴别。《中国药典》一部收载的用泡沫反应、显色反应鉴别的有柴胡口服液、养心定悸膏等。

1. **泡沫反应** 样品水溶液强烈振摇后,产生持久性泡沫(15 min 以上)。
2. **显色反应** 皂苷类成分可发生醋酐-浓硫酸反应、三氯乙酸反应、三氯甲烷-浓硫酸反应、五氯化锑反应等多种显色反应。

 课堂互动

案例:《中国药典》收载的养心定悸膏,其【鉴别】中取本品 10 mL,加水 5 mL,摇匀,加正丁醇 10 mL,振摇,分取正丁醇液,置水浴上蒸干,残渣加三氯甲烷 1 mL 使溶解,移至试管中,沿管壁滴加硫酸 0.5 mL,两液接界处显红色环。

讨论:①采用什么方法提取皂苷?有没有分离精制?②为什么要在水浴上蒸干正丁醇?

(五)香豆素、内酯和酚类

含有香豆素、内酯和酚类成分的中药有白芷、秦皮、独活、柴胡、补骨脂、蛇床子、前胡、茵陈、牡丹皮等,常用异羟肟酸铁反应、氯亚氨基-2,6-二氯醌-四硼酸钠(Gibbs)反应、重氮盐-偶合反应等进行鉴别。《中国药典》一部收载的用化学反应鉴别此类成分的中药制剂有养阴清肺膏等。

 课堂互动

案例:《中国药典》收载的养心定悸膏,其【鉴别】中取本品 10 mL,加水 10 mL,摇匀,用氯化钠饱和后,用乙醚 15 mL 振摇提取,分取乙醚液,置白瓷皿中,挥干,残渣加 0.5% 香草醛-硫酸溶液数滴,即显紫红色。

讨论:①氯化钠的作用是什么?②乙醚为什么是挥干,而不是蒸干?

（六）挥发性成分

挥发性成分是指中药中一类具有芳香气味并易挥发的成分，其化学组成复杂，主要包括挥发油类成分和其他分子量较小、易挥发的化合物，包括薄荷、冰片、藿香、当归、荆芥、防风、白芷、陈皮、肉桂等。

挥发油的化学反应鉴别一般根据挥发油各组分的结构或官能团的化学性质进行鉴别。挥发油中若含有酚类成分，加入三氯化铁的乙醇溶液，可产生蓝色、蓝紫色或绿色反应；若含有羰基化合物，加入苯肼或苯肼衍生物、羟胺等试剂，可生成结晶性的衍生物；若含有醛类化合物，加入硝酸银-氨试液，可发生银镜反应；若含有内酯类化合物，于样品的吡啶溶液中加入亚硝酸铁氰化钠及氢氧化钠溶液，出现红色并逐渐消失；若含有不饱和化合物，于样品中加入溴，红棕色褪去。

（七）矿物药

常用矿物药的代表药及化学鉴别反应，见表2-6。

表2-6　常用矿物药化学鉴别反应

成分类型	代表中药	鉴别反应
汞盐	朱砂（HgS）	$HgS + 2HCl + Cu \rightarrow CuCl_2 + Hg(白) + H_2S$
钙盐	石膏、牡蛎、海螵蛸	$CaSO_4 + (NH_4)_2C_2O_4 \rightarrow CaC_2O_4 \downarrow (白) + (NH_4)_2SO_4$ CaC_2O_4 溶于盐酸，难溶于醋酸
砷盐	雄黄（As_2S_2）	$2As_2O_2 + 7O_2 \rightarrow 2As_2O_3 + 4SO_2 \uparrow$ $As_2O_3 + 3H_2O \rightarrow 2H_3AsO_3$ $2H_3AsO_3 + 3H_2S \rightarrow As_2S_3(黄) + 6H_2O$ As_2S_3 在盐酸中析出黄色沉淀，并溶于碳酸铵中

课堂互动

案例：《中国药典》收载的冰硼散，其【鉴别】中取本品1 g，置试管中，加水10 mL，用力振摇，在试管底部很快出现朱红色的沉淀，分取少量沉淀用盐酸润湿，在光洁的铜片上摩擦，铜片表面即显银白色光泽，加热烘烤后银白色即消失。

讨论：①朱红色的沉淀物质可能是什么物质？②试分析反应现象。

（八）动物药

动物药材及其制剂是我国医药学宝库中的重要组成部分，临床使用广泛。常用的动物药材品种有上百种之多，其中相当部分为名贵药材，在临床上具有较高的价值。常见的有牛黄、麝香、熊胆、蟾蜍等，主要含有蛋白质（酶）、多肽及氨基酸类成分，常用茚三酮反应鉴别。《中国药典》一部收载的用茚三酮反应鉴别的有血美安胶囊、参茸保胎丸等。

课堂互动

案例：《中国药典》收载的参茸保胎丸,其【鉴别】中取本品 2 g,研细,加水 10 mL,置水浴上温热 10 min,放冷,滤过,滤液滴在滤纸上,加茚三酮试液 1 滴,在 105 ℃加热约 2 min,斑点显紫色。

讨论：①鉴别成分的提取方法是什么？②加茚三酮试液后,为什么要在 105 ℃加热约 2 min？

(九)升华物质和荧光物质

1. 升华物质　中药制剂中某些具有升华性质的成分,通常是在一定温度下,将其升华使其与其他成分分离后,利用升华物的理化性质(化学性质常用)进行鉴别,本法操作简便迅速,专属性较强,《中国药典》一部收载的用此法鉴别的有大黄流浸膏、大黄浸膏、小儿惊风散、桂林西瓜霜等。

课堂互动

案例：《中国药典》收载的小儿惊风散,其【鉴别】中取本品 0.2 g,置坩埚中,加热至产生白烟,取玻片覆盖后,有白色冷凝物,将此玻片置烧杯中,加水 10 mL,加热使溶解。取溶液 5 mL,加硫化氢试液数滴,即显黄色,加稀盐酸,生成黄色絮状沉淀,加入碳酸铵试液后沉淀复溶解。

讨论：①白色冷凝物可能是什么成分？②试分析反应现象。

2. 荧光物质　中药制剂中的某些化学成分包括黄酮类、蒽醌类、香豆素类等,经化学试剂处理后,在紫外光或可见光照射下能发出荧光,利用这特性可对其进行鉴别。本法操作简便、灵敏,具有一定的专属性。《中国药典》一部收载的用此法鉴别的有安神补脑液、天王补心丸等。

二、方法

(一)仪器与用具

试管、酒精灯、蒸发皿、坩埚、漏斗、水浴锅、微量升华装置、载玻片、紫外光灯(254 mm、365 mm)、滤纸、回流装置等。

(二)试药与试液

各品种项下对应的沉淀试剂、显色试剂等。

(三)操作方法

1. 供试品溶液的制备　供试品溶液制备的目的是把待鉴别的化学成分提取出来后进行鉴别,提高鉴别的准确性。

片剂、丸剂、散剂、胶囊剂等固体制剂可以根据鉴别对象不同采用不同溶剂进行提取。大多数化学成分均可用50%～70%乙醇提取;当用酸性乙醇溶液回流提取时,滤液一般可检验酚类、有机酸、生物碱等成分;用水提取,室温浸泡过夜,滤液可供检验氨基酸、蛋白质;60 ℃热水提取,过滤,滤液可以检验糖、多糖、皂苷、鞣质及其他苷;用有机溶剂如乙醚提取,滤液可以检验酯、内酯、苷元;药渣挥去乙醚后,用甲醇回流提取,滤液可以检查各种苷类。如制剂中含有升华成分,可直接利用升华法进行提取;如含有挥发油成分,可直接用水蒸气蒸馏法进行提取。

液体制剂如注射剂、酒剂、合剂、酊剂、糖浆剂等,可以直接取样,也可以参照上述方法进行提取或萃取。

2. 显色(或沉淀,或荧光)　化学反应鉴别大多为试管实验,即取供试品溶液适量置试管中,加入试剂或试药进行反应,或将供试品溶液置蒸发皿或坩埚中,挥去溶剂,滴加试液于残留物上进行鉴别。

(四)注意事项

(1)中药制剂中蛋白质及含酚羟基成分普遍存在,所以应慎重使用专属性较差的化学反应,如泡沫生成反应、三氯化铁显色反应等。

(2)试管加热时,内容物不得超过试管容积的1/3,试管应倾斜45°,试管口不得朝向人,使用有机溶剂时,不能用明火加热。

(五)记录

记录简要的操作过程、供试品的取用量、所加试剂的名称与用量、反应结果(包括生成物的颜色,气体的产生或异嗅,沉淀物的颜色或沉淀物的溶解等)。采用《中国药典》通则中未收载的试液时,应记录其配制方法或出处。多批号供试品同时进行检验时,如结果相同,可只详细记录一个批号的情况,其余批号可记为同编号××的情况与结论;遇有结果不同时,则应分别记录。

(六)结果判定

反应现象与质量标准一致,判为符合规定;否则,判为不符合规定。

★ 总结提高

1. 化学反应鉴别法的概念及分类　化学反应鉴别法是利用检测试剂与制剂中的有效成分或指标性成分发生化学反应,根据所产生的颜色、沉淀、气体或荧光等现象,初步判断制剂中所含化学成分的有无。

化学反应鉴别法主要用于制剂中含有生物碱、黄酮类、蒽醌类、皂苷类、香豆素、内酯、挥发油、糖类、氨基酸、蛋白质及矿物类等成分的鉴别。

2. 化学反应鉴别的方法　化学反应鉴别方法所用的仪器用具、试液与试药、操作方法、记录和结果判定。

★练一练：举一反三，巩固提高

根据学习过的内容，选择1~2个中药制剂，完成下面的自我评价（表2-7）。

表2-7　化学鉴别法认知任务评价

班级：　　　姓名：　　　学号：

序号	任务要求	分值	得分
1	仪器与用具	10	
2	品种项下的试剂（沉淀试剂、显色试剂）	20	
3	供试液的制备	20	
4	显色（或沉淀，或荧光）	20	
5	记录	20	
6	结果判定	10	
	总分	100	

任务四 中药制剂的光学鉴别

情景设定

小明在实验任务中接到实验员分发的保心丸,按照鉴别要求,取本品1片,研细,加水100 mL搅拌使溶解,滤过,取滤液1 mL,加水至25 mL,摇匀。照紫外-可见分光光度法(通则0401)测定,在283 nm波长处有最大吸收。同学们能否判断以上实验现象属于哪种鉴别试验方法?

任务目标

1. 素质目标　培养学生严谨正确的职业态度和"笃学尚行,止于至善"的科学素养,具有较强的质量意识,养成严谨求实、客观公正的职业素质。

2. 知识目标　掌握紫外-可见分光光度法适用范围;熟悉紫外-可见分光光度法的测定原理及鉴别方法。

3. 技能目标　能熟练使用紫外-可见分光光度计;能正确进行化学鉴别操作;正确记录鉴别结果,书写原始记录及正确判断鉴别结果。

任务实施

★查一查

查阅《中国药典》中的木香槟榔丸,其【鉴别】项下,取本品粉末4 g,加水10 mL,水蒸气蒸馏,收集馏液约100 mL,照紫外-可见分光光度法(通则0401)测定,在253 nm波长处有最大吸收。

★做一做:完成木香槟榔丸紫外-可见分光光度法的鉴别

(1)查阅标准,设计实验流程:随机称取木香槟榔丸粉末4 g,加水10 mL,进行水蒸气蒸馏,收集馏液约100 mL,照紫外-可见分光光度法(通则0401)测定,在253 nm波长处有最大吸收,得出鉴别结论。

(2)检验准备:水蒸气蒸馏装置、紫外-可见分光光度计、木香槟榔丸等。

(3)操作要点:①木香槟榔丸研细;②水蒸气蒸馏装置的使用;③绘制吸收光谱。

(4)记录数据。

(5)标准规定。

(6)检验结论:符合规定。

★学一学:必备知识与原理

中药制剂中有些化学成分在紫外-可见光区有选择性吸收,显示特征吸收光谱,在一定条件下利用这些吸收光谱的特征,以鉴别制剂中某些成分的有无。由于中药制剂组成复杂,成分较多,当样品不经纯化时,由于吸光度具有加和性,所得光谱为混合光谱,专属性差,因此为提高分光光度鉴别法的专属性,可选择适当方法将样品纯化后再测定吸收光谱。《中国药典》一部中采用紫外-可见分光光度法鉴别的有木香槟榔丸、血脂康片、血脂康胶囊、保心片等。

1. 紫外-可见分光光度鉴别法　光谱鉴别法系利用物质对不同波长(频率)的电磁辐射的吸收特性进行鉴别的方法。常用的方法有紫外-可见分光光度法。

紫外-可见分光光度法是在190~800 nm波长范围内测定物质的吸光度,用于鉴别、杂质检查和定量测定的方法。其适用范围为含有芳环或共轭双键以及生色团和助色团的药物。鉴别时,可根据药物的吸收光谱特征,如吸收光谱的形状、最大吸收波长、吸收峰数目、各吸收峰的位置、强度和相应的吸收系数等进行分析。紫外-可见分光光度法具有一定的灵敏度和专属性,应用范围广,但由于吸收光谱图较简单,在《中国药典》中经常与其他鉴别方法结合进行鉴别。在紫外-可见光区有特征吸收,可以用紫外-可见分光光度法进行鉴别。常用的鉴别方法有:①对比吸收曲线的一致性;②测定对比最大吸收波长和最小吸收波长的一致性;③规定在一定浓度的供试液在特定吸收波长处的吸光度;④规定几个特定吸收波长及吸光度比值或吸收系数;⑤经化学处理后,测定其反应产物的吸收光谱特征等。

2. 方法

(1)仪器与用具:紫外-可见分光光度计、比色皿、量瓶等。

(2)试药与试液:按各品种项下规定准备试药和试液。

(3)操作方法:照紫外-可见分光光度法(项目五任务一)。

(4)注意事项:照紫外-可见分光光度法(项目五任务一)。

(5)结果判定:将供试品的最大吸收波长和药品标准的规定进行比较,二者如果一致(样品吸收峰波长应在该品种项下规定的波长±2 nm以内),判为符合规定;否则,判为不符合规定。

★总结提高

紫外-可见分光光度计使用时的注意事项

(1)取比色皿时,手指拿毛玻璃面的两侧。装入样品溶液的体积以池体积的4/5为宜,使用挥发性溶液时应加盖,透光面要用擦镜纸由上而下擦拭干净,检视应无残留溶剂。为防止溶剂挥发后溶质残留在比色皿的透光面,可先用蘸有空白溶剂的擦镜纸擦拭,然后再用干擦镜纸拭净。比色皿放入样品室时应注意每次放入方向相同。测定完毕后比色皿应及时用溶剂及水冲洗干净,晾干,防尘保存。

(2)用的石英比色皿必须洁净。当比色皿中装入同一溶剂,在规定波长测定各比色皿的透光率,如透光率相差在0.3%以下者可配对使用,否则必须加以校正。

（3）测定时不要打开仪器的样品池盖。

★练一练：举一反三，巩固提高

根据学习的内容，自主练习通过紫外-可见分光光度法鉴别保心丸，根据评价表完成自我评定（表2-8）。

表2-8 紫外-可见分光光度法鉴别保心丸任务评价

班级： 姓名： 学号：

序号	任务要求	分值	得分
1	正确穿戴工作服	5	
2	预热紫外-可见分光光度计	10	
3	校正仪器	10	
4	比色皿配对	10	
5	配制对照品、样品溶液	10	
6	进入工作界面、设置参数	20	
7	空白液、样品液分别放入样品池中，开始扫描	15	
8	观察扫描的吸收光谱图、注意特殊峰、计算吸收比值	10	
9	态度认真、操作规范有序，结束后清场	10	
	总分	100	

任务五　中药制剂的色谱鉴别

情景设定

《中国药典》收载的大补阴丸，处方包括熟地黄、盐知母、盐黄柏、醋龟甲、猪脊髓，其【鉴别】中取本品水蜜丸 1 g，研碎；或取大蜜丸 2 g，剪碎，加甲醇 10 mL，加热回流 15 min，滤过，滤液作为供试品溶液。另取黄柏对照药材 0.1 g，同法制成对照药材溶液。再取盐酸小檗碱对照品，加甲醇制成每 1 mL 含 0.5 mg 的溶液，作为对照品溶液。照薄层色谱法（通则 0502）试验，吸取供试品溶液 1～2 μL、对照药材溶液和对照品溶液各 1 μL，分别点于同一硅胶 G 薄层板上，以正丁醇-冰醋酸-水（7∶1∶2）为展开剂，展开，取出，晾干，置紫外光灯（365 nm）下检视。供试品色谱中，在与对照药材色谱和对照品色谱相应的位置上，显相同的黄色荧光斑点。讨论：①为什么鉴别黄柏，对照方式要选择黄柏对照药材和盐酸小檗碱对照品双对照？②制备供试品溶液时，为什么大蜜丸是剪碎而不是研碎？

色谱鉴别

任务目标

1. 素质目标　培养学生精益求精的职业精神和药品安全意识。
2. 知识目标　掌握薄层色谱的基本原理和特点；薄层色谱的仪器与试剂；薄层色谱的操作方法和注意事项。
3. 技能目标　熟练掌握薄层色谱法的基本操作技能。

任务实施

★查一查

查阅《中国药典》（2020 年版）中六味地黄丸鉴别的主要内容，见项目一任务一中【鉴别】。

★学一学：必备知识与原理

一、原理

薄层层析法又称"薄层色谱分析法"。把吸附剂和支持剂均匀涂布在玻璃或塑料板上形成薄层后进行色层分离的分析方法。

薄层色谱法（TLC）是将适宜的固定相涂布于玻璃板、塑料或铝基片上，呈一均匀薄层。待点样、展开后，根据比移值（R_f）与适宜的对照物按同法所得的色谱图的比移值（R_f）作对比，用以进行药品的鉴别、杂质检查或含量测定的方法。薄层色谱法是快

薄层色谱技术

速分离和定性分析少量物质的一种很重要的实验技术,也用于跟踪反应进程。

二、方法

(一)仪器与用具

仪器与用具包括薄层板、涂布器、点样器材、展开容器、显色装置及检视装置等。

1. 薄层板 包括预制薄层板和自制薄层板,常用的有硅胶薄层板、氧化铝薄层板、氨基键合相薄层板、C18 键合相薄层板、聚酰胺薄层板等。

(1)预制薄层板:市售薄层板临用前一般应在 110 ℃ 活化 30 min,置于干燥器中备用。聚酰胺薄层板不需活化;铝基片薄层可根据需要剪裁,注意薄层板底边的薄层不得有破损。预制薄层板如果在贮放期间被空气中杂质污染,使用前可用三氯甲烷、甲醇或二者的混合溶剂在展开缸中展开预洗。

(2)自制薄层板:除另有规定外,将 1 份固定相和 3 份水(或 0.2%~0.5% 羧甲基纤维素钠水溶液,或为规定浓度的改性剂溶液)在研钵中向同一方向研磨混合,去除表面的气泡后,倒入涂布器中,在玻璃板上平稳地移动涂布器进行涂布(也可手工进行涂布,反复振荡,使涂布剂涂布均匀),取下涂好薄层的薄层板,置于水平台上室温下晾干,在 110 ℃ 活化 30 min,置于干燥器中备用。使用前应在反射光及透射光下检视薄层板表面,应均匀、平整、光滑、无麻点、气泡、破损及污染等。

常用的固定相为硅胶 G、硅胶 GF254 等,一般要求固定相颗粒粒径为 10~40 μm,薄层板的厚度为 0.2~0.3 mm。

2. 涂布器:涂布器将固定相或载体涂在玻璃板上使成一层均匀薄层,有手工、半自动、全自动薄层涂布器,涂布厚度有可调和固定厚度两种。

3. 点样器材:一般采用微升毛细管。常用的是定量点样毛细管,规格有 0.5 μL、1.0 μL、2.0 μL、5.0 μL 和 10 μL 等,对点样器的要求是标示容量准确,管端平整光滑,管壁洁净,液体流畅。为了提高点样效率,还可以选用点样辅助设备,如点样支架、半自动点样器或全自动点样器。

一般定性分析不必定量点样,但为了增强药品鉴别的可比性,《中国药典》规定采用定量点样。

4. 展开容器:应使用薄层色谱专用的展开缸,展开缸有水平式及直立式两种类型。常用的为直立展开缸,又分为平底展开缸和双槽展开缸,双槽展开缸具有节省溶剂、减少污染、便于预平衡及可控制展开缸内的湿度等优点。展开缸盖子应密闭,保持密封状态。

5. 显色装置:薄层板展开后,大多需要用显色剂显色。可采用喷雾法、浸渍法或蒸气熏蒸法显色。喷雾显色应选择玻璃喷雾瓶或专用喷雾器,使显色剂呈均匀细雾状喷出;浸渍显色可用专用玻璃器械或用适宜的展开缸代用;蒸气熏蒸显色可用双槽展开缸或适宜大小的干燥器等设备中进行。

如薄层板需加热,可使用烘箱或专用的薄层加热台。

6. 检测装置:为装有可见光、254 nm 及 365 nm 紫外光光源及相应的滤光片暗箱。可附有摄像设备拍摄色谱图用,暗箱内光源应有足够的光照度。

(二) 试药与试液

各品种项下规定的对照物质、试液和试药等。

(三) 操作方法

1. 仪器和用具　按各品种项下规定准备。

2. 试药与试液　按各品种项下规定准备。

3. 供试品溶液的制备　供试品溶液制备一般要经过粉碎、提取、分离、富集等过程处理净化。若待测成分为脂溶性，可用亲脂性的有机溶剂提取，提取后的药渣可根据需要再用极性溶剂提取。当样品中所含成分比较复杂，尚存较多杂质，还需进一步分离净化，可采用液-液萃取法或固-液萃取法 (中性氧化铝柱、大孔吸附树脂柱、离子交换树脂柱和 C18 柱等色谱柱)。样品净化后的残留物质用适宜的溶剂溶解后点样，溶解样品不宜使用不挥发易扩散的溶剂，如正丁醇、水；较常使用甲醇、乙醇。

4. 对照溶液的制备　按各品种项下规定的方法制备。

5. 点样　点样应在干燥洁净的环境中进行，用专用毛细管或半自动、全自动点样器点样在薄层板上，点样时应注意不要损伤薄层表面。点样操作的一般技术要求见表 2-9。

表 2-9　点样操作的一般技术要求

技术指标	普通薄层板	高效薄层板
原点到底边距离	10~15 mm	8~10 mm
点样体积	1~10 μL	0.1~0.5 μL
点样形状及大小	圆点状，直径≤4 mm	圆点状，直径≤2 mm
细条带状宽度	5~10 mm	4~8 mm
点间距离	≥8 mm	≥5 mm

6. 展开　展开前如需溶剂蒸气预平衡，可在展开缸中加入适量展开剂，密闭 15~30 min。将点样后的薄层板置于加有展开剂的展开缸中，密闭，上行展开，薄层板浸入展开剂的深度以液面距离原点 5 mm 为宜，展开至规定展距后，立即取出薄层板，标记展开前沿，晾干或用电吹风吹干。一般普通板上行展开 8~15 cm，高效板上行展开 5~8 cm。必要时可进行二次展开或双向展开。

7. 检测与检视　直接检视或显色后检视。①色谱斑点在可见光下有颜色者，可直接在日光下检视；②色谱斑点在紫外光激发下可发射荧光者，或加入某些试剂可激发荧光的，在 365 nm 或 254 nm 紫外光下观察荧光色斑；③对于可见光下无色但有紫外吸收的成分，可用含荧光剂的硅胶板展开，在 254 nm 或 365 nm 紫外光下观察荧光淬灭物质形成的暗斑；④斑点不能直接检视的，可用适宜的显色剂以喷雾法或浸渍法显色、蒸气熏蒸 (如碘蒸气、氨蒸气) 显色、加热或其他方法显色，再于可见光或紫外光下检视。

8. 记录 记录室温及湿度,薄层板所用的吸附剂供试品的预处理,供试品溶液与对照品溶液的配制及其点样量,展开剂、展开距离、显色剂,绘制色谱图或采用摄像设备拍摄记录色谱图,以光学照片或电子图像的形式保存。必要时,计算斑点 R_f 值,也可以用薄层扫描仪记录相应的色谱图。

二、影响薄层色谱行为的因素

薄层色谱是一种"敞开"的分离分析系统,外界环境条件对被分离物质的色谱行为影响很大,例如供试液的净化程度、吸附剂的性能和薄层板的质量、点样的质量、展开剂的组成和饱和情况、对照品的纯度、展开的距离、相对湿度和温度等。

1. 样品的预处理及供试品溶液的制备 中药成分复杂,为了得到一个较为清晰的色谱,样品提取液预处理及净化供试品是一个重要甚至关键的步骤。

2. 薄层板 市售预制薄层板应根据生产厂家提供的有关参数进行选择,不同生产厂家、不同批次的商品预制薄层板质量存在一定差异,有时会影响分析结果的重现性,自制薄层板则影响更大。

3. 展开剂的种类和配比 薄层色谱法中展开剂的种类和配比是影响待测成分色谱行为的关键因素,《中国药典》采用的展开方式大多为常规的一次上行法展开,对展开剂的种类和配比也有明确规定,一般不需另行考虑和选择。

关于展开剂选择和优化,一般应使待测成分斑点 R_f 值处于 0.3～0.7 范围内,与相邻成分的分离度大于 1.0,主要是考虑溶剂的极性和溶剂对待测成分的选择性两方面因素进行优化。分离亲脂性较强的成分,宜用极性较小的展开剂;分离亲水性较强的成分,宜用极性较大的展开剂。

4. 相对湿度 薄层板在不同的相对湿度条件下,其吸附活性也不同。在其他条件相同的情况下,相对湿度能明显影响色谱的分离效果。

绝大多数样品的待测成分和实验选用的展开剂对相对湿度要求不高,在相对湿度 30%～70% 下可获得相对稳定的色谱图,但为了试验结果具有良好的重现性,应尽可能在相对湿度可控的条件下展开。

控制展开时的相对湿度可在双槽展开缸的一侧加入一定的浓硫酸溶液,密闭放置 15～30 min,再在展开缸的另一侧加入展开剂展开。也可将点样后的薄层板放入内有一定浓度的硫酸溶液或其他调节相对湿度的无机盐水溶液的容器中(或特制的湿度控制箱中),密闭放置一定时间后取出,立即在箱中展开。试验结果中要记录相对湿度。

5. 温度 温度是影响色谱行为和试验结果重现性的因素之一,主要影响被分离物质的 R_f 值和各成分的分离度,造成斑点扩散。相对湿度恒定的条件下,一般在较高温度下展开时,R_f 较大;反之,R_f 减小。在展开温度相差±5 ℃时,R_f 值的变动一般不会超过±0.02,对色谱行为影响不大,但展开时温度相差较大时,则不同程度影响色谱质量。

三、注意事项

制备薄层板最好使用厚度 1~2 mm 的无色耐热的优质平板玻璃,不宜使用普通玻璃板。玻璃板用洗液或碱液洗净至不挂水珠,晾干,贮存于干燥洁净处备用。玻璃板反复使用时应注意再用洗液和碱液清洗,保持玻璃板面的光洁。

自制薄层板和市售薄层板在使用前大多应进行活化,110 ℃ 活化 30 min,活化后应立即置干燥器中保存,保存时间不宜过长。

配制多元展开剂时,各种溶剂应分别量取后再混合,不得在同一量具中累积量取,小体积溶剂宜使用移液管或刻度吸管量取。

点样量,一般普通薄层板不超过 10 μL,高效薄层板不超过 5 μL。点样量过大可造成"超载",使斑点拖尾。点样时不能使薄层板表面损坏。展开缸应饱和,避免产生边缘效应。

四、结果判定

供试品色谱中,在与对照物质色谱相应的位置上,显相同颜色的斑点或荧光斑点判为符合规定;否则判为不符合规定。

★ 做一做:完成六味地黄丸的检测项

1. **水提物的薄层检测** 取本品 10 g,研细,加水 100 mL,温热使其充分溶散,加热至沸,放冷,用脱脂棉滤过,取滤液,用乙酸乙酯振摇提取 2 次(必要时离心),每次 30 mL,合并乙酸乙酯液,蒸干,残渣加甲醇 1 mL 使其溶解,作为供试品溶液。另取熟地黄对照药材 4 g,加水 60 mL,煎煮 30 min,放冷,用脱脂棉滤过,取滤液,用乙酸乙酯振摇提取 2 次,每次 20 mL,合并乙酸乙酯液,蒸干,残渣加甲醇 1 mL 使其溶解,作为对照药材溶液。照薄层色谱法(通则 0502)试验,吸取上述两种溶液各 3~5 μL,分别点于同一硅胶 G 薄层板上,以二甲苯-乙酸乙酯(1∶1)为展开剂,展开,取出,晾干,喷以 2,4-二硝基苯肼乙醇试液。供试品色谱中,在与对照药材色谱相应的位置上,显相同颜色的主斑点。

2. **甲醇提物的薄层检测** 取本品 3 g,研细,加甲醇 25 mL,超声处理 30 min,滤过,滤液回收溶剂至干,残渣加水 20 mL 使其溶解,用正丁醇-乙酸乙酯(1∶1)混合溶液振摇提取 2 次,每次 20 mL,合并提取液,用氨溶液(1→10)20 mL 洗涤,弃去氨液,正丁醇-乙酸乙酯(1∶1)混合溶液回收溶剂至干,残渣加甲醇 1 mL 使其溶解,作为供试品溶液。另取莫诺苷对照品、马钱苷对照品,加甲醇制成每 1 mL 各含 2 mg 的混合溶液,作为对照品溶液。照薄层色谱法(通则 0502)试验,吸取供试品溶液 5 μL、对照品溶液 2 μL,分别点于同一硅胶 G 薄层板上,以三氯甲烷-甲醇(3∶1)为展开剂,展开,取出,晾干,喷以 10% 硫酸乙醇溶液,在 105 ℃ 加热至斑点显色清晰,置紫外光灯(365 nm)下检视。供试品色谱中,在与对照品色谱相应的位置上,显相同颜色的荧光斑点。

3. **乙醚提物的薄层检测** 取本品 5 g,研细,加乙醚 20 mL,加热回流 1 h,滤过,滤液挥干,残渣加丙酮 1 mL 使其溶解,作为供试品溶液。另取丹皮酚对照品,加丙酮制成每 1 mL 含 1 mg 的溶液,作为对照品溶液。照薄层色谱法(通则 0502)试验,吸取上述两种溶液各 5~10 μL,分别点于同一硅胶 G 薄层板上,以环己烷-乙酸乙酯(3∶1)为展开剂,展开,取出,晾干,喷以盐酸酸性 5% 三氯化铁乙醇溶液,在 105 ℃ 加热至斑点显色清晰。供试品色谱中,在与对照品色谱相应的位置上,显相同颜色的斑点。

★ 动手操作

1. 工作准备

仪器:硅胶 G 薄层板、展开缸、紫外灯。

试药:乙酸乙酯、乙醚、丙酮、甲醇及供试品溶液等。

2. 动手操作 ①玻璃仪器洗涤(干燥);②实训操作,应规范操作;③检验报告记录;④仪器复位及清场。

★ 总结提高

中药制剂的色谱鉴别:①中药制剂的色谱鉴别原理;②中药制剂的色谱鉴别具体操作方法及注意事项;③影响薄层鉴别的因素为样品的预处理、薄层板、展开剂的种类和配比、相对湿度、温度。

项目小结

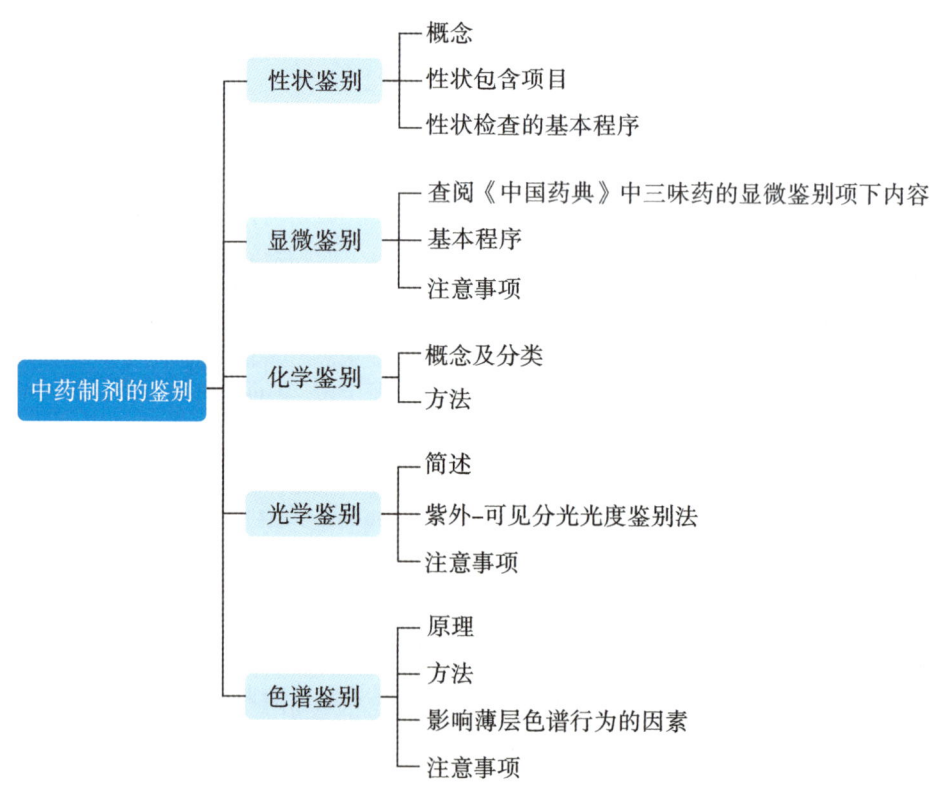

目标检测

一、单项选择题

1. 制作透化片时,常加( )试液进行透化
   A. 甘油乙酸液　　　　　　　　B. 蒸馏水
   C. 水合氯醛液　　　　　　　　D. 稀甘油

2. 显微鉴别时确认淀粉粒应加( )
   A. 间苯三酚试液　　　　　　　B. 水合氯醛试液
   C. 稀甘油　　　　　　　　　　D. 碘试液

3. 加间苯三酚试液1~2滴,再加盐酸1滴,显红色或紫红色的是( )
   A. 木栓化细胞壁　　　　　　　B. 纤维素细胞壁
   C. 角质化细胞壁　　　　　　　D. 木质化细胞壁

4. 化学反应鉴别法的特点( )
   A. 操作简便,适用性较强　　　B. 操作复杂,适用性较强
   C. 操作简便,适用性较弱　　　D. 操作复杂,适用性较弱

5. 化学鉴别反应中生物碱与碘化铋钾反应,生成( )的沉淀。
   A. 橘红色或红棕色　　　　　　B. 类白色
   C. 棕色至褐色　　　　　　　　D. 灰白色

6. 化学反应鉴别中香豆素的重氮盐偶合反应显( )
   A. 红色　　　　　　　　　　　B. 紫色
   C. 绿色　　　　　　　　　　　D. 不显色

7. 紫外区的波长范围是( )
   A. 200~400 nm　　　　　　　B. 100~300 nm
   C. 600~900 nm　　　　　　　D. 100~400 nm

8. 紫外-可见分光光度法中,测定时不需要对照品的是( )
   A. 标准曲线法　　　　　　　　B. 对照品比较法
   C. 比吸收系数法　　　　　　　D. 以上均可

9. 在薄层色谱法鉴别中,硅胶薄层板的活化条件是( )
   A. 80 ℃烘30 min　　　　　　B. 100 ℃烘30 min
   C. 105 ℃烘30 min　　　　　　D. 110 ℃烘30 min

10. 薄层色谱鉴别,最常用的吸附剂是( )
    A. 硅胶　　　　　　　　　　　B. 硅藻土
    C. 氧化铝　　　　　　　　　　D. 羧甲基纤维素钠

11. 在薄层色谱鉴别中,如制剂中同时含有黄连、黄柏药材,宜采用( )对照。
    A. 对照品　　　　　　　　　　B. 对照药材
    C. 对照提取物　　　　　　　　D. 对照药材和对照品

12. 在手工制备薄层板时,除另有规定外,一般将1份吸附剂和( )份水在研钵中向同一方向研磨混合。

A. 1　　　　　　　　　　B. 2
C. 3　　　　　　　　　　D. 4

二、多项选择题

1. 制备解离组织片常用的解离试剂有( )
　A. 水合氯醛试液　　　　B. 5%氢氧化钾试液
　C. 甘油-醋酸试液　　　　D. 硝铬酸试液
　E. 硝酸溶液剂氯酸钾

2. 加苏丹Ⅲ试液显橘红色、红色或紫红色的有( )
　A. 淀粉粒　　　　　　　B. 糊粉粒
　C. 脂肪油　　　　　　　D. 挥发油
　E. 树脂

3. 中药粉末显微制片时常用的封藏试液有( )
　A. 蒸馏水　　　　　　　B. 稀甘油
　C. 甘油醋酸试液　　　　D. 碘试液
　E. 水合氯醛试液

4. 中药制剂理化鉴别的方法有( )
　A. 薄层鉴别法　　　　　B. 化学反应法
　C. 显微鉴别法　　　　　D. 气相色谱法

5. 薄层色谱法鉴别,是比较供试品色谱和对照品色谱中的斑点( )是否一致。
　A. 位置　　　　　　　　B. 大小
　C. 颜色(或荧光)　　　　D. 颜色(或荧光)的深浅

三、判断题

1. 所有的薄层板均应活化。( )
2. 《中国药典》大多数品种都明确规定薄层色谱试验温度和相对湿度。( )
3. 一般定性分析不必定量点样,但为了增强药品定性鉴别的可比性,《中国药典》规定采用定量点样。( )
4. 在薄层板的同一位置重复点样时,须注意不要破坏薄层,但可以形成空心圈。( )
5. 展开剂要求新鲜配制,但为了降低成本,可多次反复使用。( )

四、简答题

1. 薄层色谱法鉴别时,有哪几种对照方式选择?各有什么特点?
2. 薄层色谱鉴别的一般操作步骤有哪些?

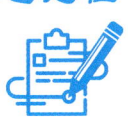

案例链接

2017年山东省药品监督管理部门对某骨科诊所配制的1批次灵术活血胶囊进行抽检,结果发现其显微特征不符合规定。对不符合规定的药品,药品监督管理部门已依法采取查封、扣押、暂停销售、产品召回等控制措施,并依据相关法律法规对生产企业和被抽样单位进行查处。

案例要点:依法生产,依法检验,诚实守信,工匠精神。

项目三　中药制剂的常规检查

常规检查是以各种剂型的基本属性(通性)为指标,对药品的有效性、稳定性进行控制和评价的一项检查工作。各类制剂,除另有规定外,均应符合各制剂通则项下有关的各项规定。

剂型的基本属性是保证药品质量的重要因素,亦是评价药品质量的重要指标。常规检查大多使用经典的检测方法,简便易行,能够在一定程度上客观地反映药品的内在质量,是评价药品质量的重要方法之一,对缺乏内在质量标准的中药制剂,显得尤为重要。

中药制剂的常规检查项目包括水分、重(装)量差异、崩解时限、pH值、相对密度、乙醇量、甲醇量等十几项。在《中国药典》四部制剂通则中,对各种制剂的检查项目做出了相应的规定。不同的剂型其检查项目亦不尽相同。部分中药剂型的检查项目见表3-1。另外,《中国药典》四部收载的检查方法根据药品的不同情况会按序排列多个方法,对特定的制剂进行常规检查时,应考察每种方法对所测品种的适用性,选择适宜的方法。

表3-1　部分中药剂型的检查项目

中药剂型	常规检查项目
丸剂	水分、重量差异、装量差异、装量、溶散时限、微生物限度
散剂	粒度、外观均匀度、干燥失重、水分、装量差异、装量、无菌、微生物限度
颗粒制	粒度、水分、干燥失重、溶化性、装量差异、装量、微生物限度
片剂	重量差异、崩解时限、分散均匀性、发泡量、微生物限度
锭剂	重量差异、微生物限度
煎膏剂(膏滋)	相对密度、不溶物、装量、微生物限度
胶剂	水分、微生物限度
糖浆剂	相对密度、pH值、装量、微生物限度
贴膏剂	含膏量、耐热性、赋形性、黏附力、重量差异、微生物限度
合剂	相对密度、pH值、装量、微生物限度

续表 3-1

中药剂型	常规检查项目
胶囊剂	水分、装量差异、崩解时限、微生物限度
酒剂	总固体、乙醇量、甲醇量、装量、微生物限度
酊剂	乙醇量、甲醇量、装量、微生物限度
流浸膏剂与浸膏剂	乙醇量、甲醇量、装量、微生物限度
膏药	软化点、重量差异
凝胶剂	pH 值、粒度、装量、无菌、微生物限度
软膏剂、乳胶剂	粒度、装量、无菌、微生物限度
露剂	pH 值、装量、微生物限度
茶剂	水分、溶化性、重量差异、装量差异、微生物限度
注射剂	装量、装量差异、渗透压摩尔浓度、可见异物、不溶性微粒、中药注射剂有关物质、重金属及有害元素残留量、无菌、热原或细菌内毒素
搽剂	相对密度、pH 值(乙醇量或折光率)、装量、微生物限度
洗剂	pH 值(乙醇量)、装量、微生物限度
涂膜剂	装量、无菌、微生物
栓剂	重量差异、融变时限、微生物限度
鼻用制剂	沉降体积比、递送剂量均一性、装量、装量差异、无菌、微生物限度
眼用制剂	pH 值、可见异物、粒度、沉降体积比、金属性异物、装量、装量差异、渗透压摩尔浓度、无菌
气雾剂	每瓶总揿次、递送剂量均一性、每揿主药含量、喷射速率、喷出总量、每揿喷量、微细粒子剂量、粒度、装量、无菌、微生物限度
喷雾剂	每瓶总喷次数、每喷喷量、每喷主药含量、递送剂量均一性、装量差异、装量、无菌、微生物限度

任务一　水分测定

情景设定

水是由氢、氧两种元素组成的无机物,在常温常压下为无色无味的透明液体。水是最常见的物质之一,不仅是包括人类在内所有生命生存的重要资源,也是生物体最重要的组成部分。在药物的生产和贮藏过程中也会引入水分,但是水分的存在,会使药物发生水解、霉变等。所以,我们该如何保证药物中水分未超限呢?

水分测定

任务目标

1. **素质目标** 具备"质量第一"的责任意识、良好的实验习惯及职业素养。培养严谨扎实、实事求是、精益求精的工作作风,养成严格执行药品质量标准、实事求是填写原始记录的职业习惯。
2. **知识目标** 掌握水分测定的检查原理及方法;熟悉检查流程和结果判断方法。
3. **技能目标** 能熟练规范地进行水分测定的基本操作,正确记录结果,计算水分含量。

任务实施

★查一查

查阅《中国药典》四部水分测定法(通则0832第四法)的主要内容。

【0832第四法甲苯法】取供试品适量(约相当于含水量1~4 mL),精密称定,置A瓶中,加甲苯约200 mL,必要时加入干燥、洁净的无釉小瓷片数片或玻璃珠数粒,连接仪器,自冷凝管顶端加入甲苯至充满B管的狭细部分。将A瓶置电热套中或用其他适宜方法缓缓加热,待甲苯开始沸腾时,调节温度,使每秒馏出2滴。待水分完全馏出,即测定管刻度部分的水量不再增加时,将冷凝管内部先用甲苯冲洗,再用饱蘸甲苯的长刷或其他适宜方法,将管壁上附着的甲苯推下,继续蒸馏5 min,放冷至室温,拆卸装置,如有水黏附在B管的管壁上,可用蘸甲苯的铜丝推下,放置使水分与甲苯完全分离(可加亚甲蓝粉末少量,使水染成蓝色,以便分离观察)。检读水量,并计算成供试品的含水量(%)。

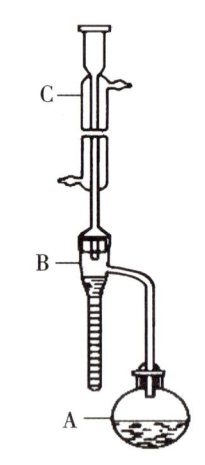

图3-1 甲苯法仪器装置

★做一做:完成前列舒丸水分测定

(1)查阅标准,设计流程:连接装置→测定供试品水分→计算→结果判断→检验结论。

(2)检验准备:电子天平、甲苯仪器装置、甲苯、前列舒丸。

(3)操作要点

1)取供试品适量(约相当于含水量1~4 mL),精密称定,置A瓶中,加甲苯约200 mL,必要时加入干燥、洁净的无釉小瓷片数片或玻璃珠数粒,连接仪器,自冷凝管顶端加入甲苯至充满B管的狭细部分。

2)将A瓶置电热套中或用其他适宜方法缓缓加热,待甲苯开始沸腾时,调节温度,使每秒馏出 2 滴。待水分完全馏出,即测定管刻度部分的水量不再增加时,将冷凝管内部先用甲苯冲洗,再用饱蘸甲苯的长刷或其他适宜方法,将管壁上附着的甲苯推下,继续蒸馏 5 min,放冷至室温,拆卸装置,如有水黏附在 B 管的管壁上,可用蘸甲苯的铜丝推下,放置使水分与甲苯完全分离(可加亚甲蓝粉末少量,使水染成蓝色,以便分离观察)。

3)检读水量,并计算成供试品的含水量(%)。

(4)标准规定。

(5)检查结论:符合规定。

★学一学:必备知识与原理

水分测定法是指采用规定的方法对中药固体制剂的含水量进行测定的检查方法。中药制剂含水量的多少,直接影响其理化性质、稳定性及疗效,因此对中药固体制剂进行含水量控制是《中国药典》规定的常规检查项目之一。

《中国药典》规定了丸剂、散剂、颗粒剂、胶囊剂、茶剂等固体制剂应检查水分。除另有规定外。《中国药典》规定这些剂型的水分含量不得超过一定限量值。不同剂型及类别的水分限量见表 3-2。

表 3-2 水分限量要求

剂型		规定限度	备注
丸剂	蜜丸、浓缩蜜丸	15.0%	蜡丸不检查水分
	水蜜丸、浓缩水蜜丸	12.0%	
	水丸、糊丸、浓缩水丸	9.0%	
散剂		9.0%	内容物为液体或半固体者不检查水分
颗粒剂		8.0%	
胶剂		15.0%	
胶囊剂(硬胶胶囊)		9.0%	
茶剂	不含糖块状茶剂	12.0%	
	含糖块状茶剂	3.0%	
	袋装茶剂与煎煮茶剂	12.0%	

《中国药典》四部收载的水分测定法有 5 种,包括第一法(费休氏法)、第二法(烘干法)、第三法(减压干燥法)、第四法(甲苯法)和第五法(气相色谱法),其中第一法(费休氏法)在中药中极少采用。

测定用的供试品,一般先破碎成直径不超过 3 mm 的颗粒或碎片;直径或长度在 3 mm 以下的可不破碎;减压干燥法测定水分的供试品则需过二号筛。

一、烘干法(第二法)

利用水分在常压、100 ℃温度下转变为气态而挥散的特性,将供试品在 100～105 ℃

下连续干燥,挥尽其中的水分,根据减失的重量,即可计算出相应的水分含量(%),本法适用于不含或少含挥发性成分的药品。

(一)仪器与用具

扁形称量瓶、烘箱(最高温度300 ℃,控制精度±1 ℃)、干燥器(底层放有干燥剂)、分析天平感量(0.1 mg)、牛角匙、坩埚钳、计时钟等。

(二)试药与试液

干燥器中常用的干燥剂为变色硅胶。

(三)操作方法

取供试品2~5 g,平铺于干燥至恒重的扁形称量瓶中。厚度不越过5 mm,疏松供试品不超过10 mm,精密称定,开启瓶盖在100~105 ℃干燥5 h,将瓶盖盖好,移置到干燥器中,放冷30 min,精密称定,再在上述温度干燥1 h,放冷,称重,至连续两次称重的差异不超过5 mg为止。根据减失的重量,计算供试品中含水量(%)。

(四)注意事项

(1)扁形称量瓶应先干燥至恒重。干燥至恒重的第二次及以后各次称量均应在规定条件下继续干燥1 h后进行。

(2)供试品的称量应迅速准确,防止由于称量时间过长,供试品吸潮造成检测误差。

(3)普通电烘箱干燥室内的温度是不均匀的,须将称量瓶置于上层靠近温度计水银球的下方或周围。

(4)在干燥过程中要旋开电烘箱上的出气孔,让水蒸气向外逸出。

(5)需使用经温度分布验证合格的电烘箱,保证其干燥室内的温度分布均匀。

(6)减失重量1%以上者应平行试验2份。

(五)记录与计算

1. 记录　记录分析天平的型号,干燥条件(包括温度、干燥时间等),各次称量(失重为1%以上者应平行试验2份)及恒重数据(包括空称量瓶重及其恒重值、取样量、干燥后的恒重值)等。

2. 计算

$$水分含量 = \frac{W}{W_S} \times 10\% \qquad (式3-1)$$

式中,W为减失的水分重量,g;W_S为供试品的重量,g。

(六)结果判定

计算结果,按有效数字修约规则修约,使与标准中规定限度有效数位一致,其数值小于或等于限度时,判为符合规定;否则,判为不符合规定。

二、减压干燥法(第三法)

在减压的条件下,水沸点降低,在室温下可从供试品中挥出而被干燥剂吸收;检测供试品减失的重量即可计算其含水量的方法。本法适用于含有挥发性成分的药品。

(一)仪器与用具

分析天平(感量0.1 mg)、扁形称量瓶、减压干燥器、真空泵、牛角匙、计时钟等。

(二)试药与试液

五氧化二磷、无水氯化钙等。

(三)操作方法

取直径12 cm左右的培养皿,加入五氧化二磷干燥剂适量,铺成0.5~1 cm的厚度,放入直径30 cm的减压干燥器中。

取供试品2~4 g,混合均匀,分取0.5~1.0 g,置已在与供试品同样条件下干燥并称重的称量瓶中,精密称定。打开瓶盖,放入上述减压干燥器中,抽气减压至2.67%(20 mmHg)以下,并持续抽气半小时,室温放置24 h。在减压干燥器出口连接无水氯化钙干燥管,打开活塞,待内外压一致,关闭活塞,打开干燥器,盖上瓶盖,取出称量瓶迅速精密称定重量,计算供试品中的含水量(%)。

(四)注意事项

(1)宜选用单层玻璃盖的称量瓶,如用玻璃盖为双层中空,减压时,应放入另一普通干燥器内,以免破裂。

(2)减压干燥器内部为负压,开启前应注意缓缓旋开进气阀,使干燥空气进入,并避免气流吹散供试品。

(3)五氧化二磷和无水氯化钙为干燥剂,应及时更换,保持有效状态。五氧化二磷应为粉末状,如表面呈结皮现象时,应除去结皮物;无水氯化钙应为块状。

(五)记录与计算

1.记录 记录分析天平的型号、真空系型号、真空度、干燥剂的种类、放置时间、各次称量数据(包括空称量瓶重及其恒重值、取样量)等。

2.计算公式 计算公式见式3-1。

(六)结果判定

计算结果,按有效数字修约规则修约,使与标准中规定限度有效数位一致,其数值小于或等于限度时,判为符合规定;否则,判为不符合规定。

三、甲苯法(第四法)

利用水在甲苯中溶解度小且甲苯的沸点较低的特性,将甲苯与一定量的供试品放入特定的装置中加热,供试品中的水分与甲苯蒸气一起蒸出。收集蒸馏液,冷却,待水与甲苯分层后从水分测定管中读出供试品中含水量。

本法适用于蜜丸类(大蜜丸、小蜜丸)制剂以及含挥发性成分的药品。如二陈丸、六味地黄丸、香砂养胃丸等。

(一)仪器与用具

水分测定仪、分析天平(感量0.1 mg)、电热套(可调节温度)、烘箱、防爆沸用品(无釉小瓷片或玻璃珠)、量筒、牛角匙、长刷等。

(二)试药与试液

甲苯(化学纯)、亚甲蓝(分析纯)等。

(三)操作方法

取供试品适量(相当于含水量1~4 mL),精密称定,置A瓶中,加甲苯约200 mL,必要时加入干燥、洁净的无釉小瓷片或玻璃珠数粒、连接仪器,自冷凝管顶端加入甲苯至充满B管的狭细部分。将A瓶置于电热套中或用其他适宜方法缓缓加热,待甲苯开始沸腾时,调节温度,使每秒馏出2滴。待水分完全馏出,即测定管刻度部分的水量不再增加时将冷凝管内部先用甲苯冲洗,再用饱蘸甲苯的长刷或其他适宜的方法将管壁上附着的甲苯推下,继续蒸馏5 min,放冷至室温,拆卸装置,如有水黏附在B管的管壁上,可用蘸甲苯的铜丝推下,放置使水分与甲苯完全分离(可加亚甲蓝粉末少量,使水染成蓝色,以便分离观察)。检读水量,并计算供试品中的含水量(%)。

(四)注意事项

(1)用化学纯甲苯直接测定,必要时甲苯可先加水少量,充分振摇后放置,将水层分离弃去,经蒸馏后使用。
(2)使用前应对实验中所用仪器、器皿进行彻底的清洁、干燥。
(3)加热时应控制好温度,防止水分遗失。

(五)记录与计算

1.记录 记录分析天平的型号,取样量、出水量,注明甲苯用水饱和的过程等。
2.计算

$$水分含量 = \frac{V}{W} \times 100\% \tag{式3-2}$$

式中,V 为检读的体积,mL;W 为供试品重量,g。

(六)结果判定

计算结果。按有效数字修约规则修约,使与标准中规定限度有效数位一致,其数值小于或等于限度时,判为符合规定;否则,判为不符合规定。

四、气相色谱法(第五法)

利用无水乙醇浸提供试品,提取出供试品中的水分,以纯化水作为标准对照测定水分含量的方法。本法简便、快速、灵敏、准确,不受样品组分及环境湿度的影响,广泛适用各类中药制剂水分的测定。

气相色谱法

(一)仪器与用具

分析天平(感量0.1 mg)、气相色谱仪、热导检测器、微量进样器、移液管、量瓶、具锥形瓶、超声处理器等。

(二)试药与试液

纯化水、无水乙醇等。

(三)操作方法

照气相色谱法测定。

1. 色谱条件与系统适用性试验 用直径为0.18～0.25 mm 的二乙烯苯-乙基乙烯苯型高分子多孔小球作为载体,或采用极性与之相适应的毛细管柱。柱温为140～150 ℃,热导检测器检测。注入无水乙醇、照气相色谱法(通则0521)测定,应符合下列要求:理论板数按水峰计算应大于1 000,理论板数按乙醇峰计算应大于150;水和乙醇两峰的分离度应大于2;用无水乙醇进样5次,水峰面积的相对标准偏差不得大于3.0%。

2. 对照溶液的制备 取纯化水约0.2 g精称定。置25 mL量瓶中,加无水乙醇至刻度,摇匀,即得。

3. 供试品溶液的制备 取供试品适量(含水量约0.2 g)。剪碎或研细,精密称定。置具塞锥形瓶中。精密加入乙醇50 mL,密塞、混匀,超声处理20 min,放置12 h再超声处理20 min。密塞放置,待澄清后倾收上清液,即得。

4. 测定法 取无水乙醇、对照液及供试品溶液各1～5 μL,注入气相色谱仪,测定,即得。

(四)注意事项

(1)对照溶液与供试品溶液的制备须用新开启的同一瓶无水乙醇。

(2)用外标法计算供试品中的含水量。计算时应扣除无水乙醇中的含水量,方法如下:对照溶液中实际加入水的峰面积=对照溶液中总水峰面积-K×对照溶液中乙醇峰面积;供试品中水的峰面积=供试品溶液中总水峰面积-K×供试品溶液中乙醇峰面积。

（五）记录与计算

1. 记录　记录仪器型号，检测器及其灵敏度，色谱柱长与内径、柱填料与固定相，载气和流速，柱温，进样口与检测器的温度，供试品的预处理，供试品与对照品的称量（平行试验各2份）和配制过程，进样量，测定数据，计算式与结果；并附色谱图。标准中如规定有系统适用性试验者，应记录该试验的数据（如理论板数、分离度、校正因子的相对标准偏差等）。

2. 计算

（1）K值计算公式见式3-3。

$$K = \frac{无水乙醇中水峰面积}{无水乙醇中乙醇峰面积} \quad （式3-3）$$

（2）含水量

$$水分(\%) = \frac{A_X W_R V_R \times 50}{A_R W_X V_X \times 50} \times 100\% \quad （式3-4）$$

式3-4中，A_X为供试品中水峰面积，A_X=供试品溶液中总水峰面积-Kx供试品溶液中乙醇峰面积；A_R为对照溶液中实际加入的水峰面积，A_R=对照溶液中总水峰面积-Kx对照液中乙醇峰面积；W_X供试品重量，g；W为对照品（纯化水）重量，g；V_X为供试品溶进样体积，μL；V_R为对照溶液进样体积，μL。

（六）结果判定

计算结果，按有效数字修约规则修约，使与标准中规定限度有效数位一致，其数值小或等于限度时，判为符合规定；否则，判为不符合规定。

★练一练：举一反三，巩固提高

1. 应用实例——板蓝根颗粒。

板蓝根颗粒为板蓝根经加工制成的颗粒剂。由于该药品中不含挥发性成分，故可用烘干法进行水分检查。

(1)检验依据《中国药典》一部1 110页。【检查】中水分不得超过8.0%（通则0832第二法）。

(2)测定取10袋，倒出内容物混合均匀，取约3 g，平铺于干燥至恒重的扁形称量瓶中，精密称定，照水分测定法第二法测定。

实验数据：$W_{10}=15.496\,3$ g、$W_{11}=18.322\,7$ g、$W_{12}=18.261\,8$ g、$W_{20}=18.420\,1$ g、$W_{21}=21.528\,9$ g、$W_{22}=21.461\,8$ g

水分含量1＝2.15%

水分含量2＝2.16%

平均水分含量＝2.2%，符合规定。

2. 学习结果评价　见表3-3。

表3-3　水分测定任务评价

班级：　　　　　姓名：　　　　　学号：

评价项目	评价内容	评价标准	分值	得分
实训预习	方法、原理	正确	5	
	仪器、装置	齐全	5	
	实训步骤	合理	10	
实训过程	玻璃仪器洗涤	内壁应不挂水珠、干燥	5	
	供试品制备	研磨、称取、量取等操作应规范	15	
	温度控制	操作规范，现象观察仔细	15	
	数据读取	正确	15	
	检验原始记录	应符合要求	10	
实训结束	清场	干净、整洁	5	
	检验报告书	应符合要求	15	
总分			100	

任务二 重(装)量差异检查

重(装)量差异检查

情景设定

片剂是将药物与辅料混匀后压制而成,是常见的一种口服药物,进行片剂药物分析检测时,为了保证药品的均一性质量特征需要进行重量差异检查。片剂在生产过程中,因颗粒的均匀度、流动性、工艺、生产设备等方面的原因,会引起片剂之间的重量存在一定的偏差,如果超过或者少于限量,难以保证临床用药的准确剂量,就可能造成患者用量的不足或出现用量过大而中毒甚至致死的情况,因此要对片剂进行重量差异检查。那么如何进行重量差异检查?需要注意哪些问题呢?

任务目标

1. 素质目标　培养学生认真负责的工作态度、公正科学的评价观念。
2. 知识目标　掌握重量差异的概念及重要性。
3. 技能目标　学会查阅最新版《中国药典》中关于重量差异检查的规定;学会规范选择并使用天平。

任务实施

药品的重(装)量在一定限度内是允许存在一定的偏差的,但若超出限度,则难以保证用药剂量的准确。因此对药物制剂进行重(装)量差异检查对于用药的安全性和有效性十分必要。所谓的重(装)量差异检查是指以药物制剂的标示重量或平均重量为基准,对重(装)的偏差程度进行检查,从而评价药物制剂质量的均一性。装量差异检查的对象是单剂量包装的药物制剂;而以总重量或总体积标示的多剂量药物制剂则是通过最低装量法检查其装量。

★查一查

查阅《中国药典》(2020年版)中天麻首乌片【检查】重量差异要求:应符合片剂项下有关的各项规定(通则0101),限度为±7.5%。

★做一做:完成天麻首乌片的重量差异检查

(1)查阅标准,设计操作流程:片剂项下有关的各项规定(通则0101),限度为±7.5%。
【检查方法】中取供试品20片,精密称定总重量,求得平均片重后,再分别精密称定每片的重量,每片重量与平均片重比较(凡无含量测定的片剂或有标示片重的中药片剂,每片重量应与标示片重比较),按表中的规定,超出重量差异限度的不得多于2片,并不得有1片超出限度1倍。

(2)试验准备:分析天平、扁形称量瓶、弯头和平头手术镊。

(3)操作要点:①分析天平的选用;②称量操作的规范;③数据的真实准确记录。

(4)过程和数据记录见表3-4。

表3-4 过程和数据记录

每片重量/g	0.276 2	0.297 3	0.294 4	0.280 7	0.296 5
	0.294 2	0.300 9	0.277 5	0.281 3	0.288 7
	0.282 8	0.279 0	0.294 6	0.288 8	0.274 4
	0.292 9	0.303 4	0.274 8	0.269 9	0.286 8
20片总重量/g	5.735 1				
平均片重/g	5.735 1/20=0.286 8				
限度范围/g	0.265 3~0.308 3(±7.5%)			0.243 8~0.329 8(±15%)	
超出限度范围片数	0				

(5)标准规定。

(6)检验结论:符合规定。

★学一学:必备知识与原理

一、片剂

片剂在生产中,由于颗粒的均匀度和流动性,以及工艺、设备和管理等原因,都会引起片剂重量差异。本项检查的目的在于控制各片重量的一致性,保证用药剂量的准确。

本法适用于片剂重量差异的检查,凡规定检查含量均匀度的片剂,一般不再进行重量差异的检查。糖衣片的芯应检查重量差异并符合规定,包糖衣后不再检查重量差异。除另有规定外,薄膜衣片应在包薄膜衣后检查重量差异并符合规定。

(一)仪器与用具

分析天平:感量0.1 mg(适用于平均片重0.30 g以下的片剂)或感量1 mg(适用于平均片重0.30 g或0.30 g以上的片剂);扁形称量瓶、弯头和平头手术镊。

(二)操作方法

取供试品20片,精密称定总重量,求得平均片重后,再分别精密称定每片的重量,每片重量与平均片重比较(凡无含量测定的片剂或有标示片重的中药片剂,每片重量应与标示片重比较),按表中的规定,超出重量差异限度的不得多于2片,并不得有1片超出限度1倍。

不同规格片剂的重量差异限度见表3-5。

表3-5 不同规格片剂的重量差异限度表

平均片重或标示片重	重量差异限度
0.30 g 以下	±7.5%
0.30 g 及 0.30 g 以上	±5%

（三）注意事项

（1）在称量前后，均应仔细核对药物片数。称量过程中，应避免用手直接接触供试品；检查过的药物，不得再放回原包装容器内。

（2）记录每片称量数据。

（四）记录

记录分析天平型号、20片的总重量及其平均片重、限度范围、每片的重量、超过限度的片数等。

（五）结果判定

超出重量差异限度的没有多于2片且没有1片超出限度1倍，判为符合规定；否则，判为不符合规定。

二、丸剂

中药丸剂包括蜜丸、水蜜丸、水丸、糊丸、蜡丸、浓缩丸、滴丸和糖丸等类型。由于丸剂的类型、包装及剂量规格的多样性，《中国药典》规定除糖丸外，单剂量包装的丸剂进行装量差异检查，装量以重量标示的多剂量包装丸剂照最低装量检查法（通则0942）检查，其余的则进行重量差异检查。

包糖衣丸剂应检查丸芯的重量差异并符合规定，包糖衣后不再检查重量差异，其他包衣丸剂应在包衣后检查重量差异并符合规定；凡进行装量差异检查的单剂量包装丸剂及进行含量均匀度检查的丸剂，一般不再进行重量差异检查。

（一）仪器与用具

分析天平：感量0.1 mg（适用于标示重量或平均重量0.10 g以下的丸剂）或感量1 mg（适用于标示重量或平均重量0.10 g或0.10 g以上的丸剂）；扁形称量瓶、弯头和平头手术镊等。

（二）操作方法

1. 重量差异检查

（1）滴丸剂：取供试品20丸，精密称定总重量，求得平均丸重后，再分别精密称定每丸的重量。每丸重量与标示丸重相比较（无标示丸重的，与平均丸重比较），按表3-6中的规定,超出重量差异限度的不得多于 2 丸,并不得有 1 丸超出限度 1 倍。

表 3-6 不同规格滴丸剂的重量差异限度表

标示丸重或平均丸重	重量差异限度
0.03 g 及 0.03 g 以下	±15%
0.03 g 以上至 0.1 g	±12%
0.1 g 以上至 0.3 g	±10%
0.3 g 以上	±7.5%

(2)糖丸剂:取供试品 20 丸,精密称定总重量,求得平均丸重后,再分别精密称定每丸的重量。每丸重量与标示丸重相比较(无标示丸重的,与平均丸重比较),按表 3-7 中的规定,超出重量差异限度的不得多于 2 丸,并不得有 1 丸超出限度 1 倍。

表 3-7 不同规格糖丸剂的重量差异限度表

标示丸重或平均丸重	重量差异限度
0.03 g 及 0.03 g 以下	±15%
0.03 g 以上至 0.3 g	±10%
0.3 g 以上	±7.5%

(3)其他丸剂

1)重量差异检查:以 10 丸为 1 份(丸重 1.5 g 及 1.5 g 以上的以 1 丸为 1 份),取供试品 10 份,分别称定重量,再与每份标示重量(每丸标示量×称取丸数)相比较(无标示重量的丸剂,与平均重量比较),按表 3-8 规定,超出重量差异限度的不得多于 2 份,并不得有 1 份超出限度 1 倍。

表 3-8 不同规格丸剂的重量差异限度

标示重量或平均重量	重量差异限度
0.05 g 及 0.05 g 以下	±12%
0.05 g 以上至 0.1 g	±11%
0.1 g 以上至 0.3 g	±10%
0.3 g 以上至 1.5 g	±9%
1.5 g 以上至 3 g	±8%
3 g 以上至 6 g	±7%
6 g 以上至 9 g	±6%
9 g 以上	±5%

2)装量差异检查:除糖丸外,单剂量包装的丸剂,照下述方法检查应符合规定。

取供试品 10 袋(瓶),分别称定每袋(瓶)内容物的重量,每袋(瓶)装量与标示装量相比较,按下表 3-9 规定,超出装量差异限度的不得多于 2 袋(瓶),并不得有 1 袋(瓶)超出限度 1 倍。

表 3-9　不同规格丸剂的装量差异限度

标示装量	重量差异限度
0.5 g 及 0.5 g 以下	±12%
0.5 g 以上至 1 g	±11%
1 g 以上至 2 g	±10%
2 g 以上至 3 g	±8%
3 g 以上至 6 g	±6%
6 g 以上至 9 g	±5%
9 g 以上	±4%

装量检查:装量以重量标示的多剂量包装丸剂,照最低装量检查法(通则 0942)检查,应符合规定。以丸数标示的多剂量包装丸剂,不检查装量。

(三)注意事项

(1)在称量前后,均应仔细核对药物丸数。称量过程中,应避免用手直接接触供试品;检查过的药物,不得再放回原包装容器内。

(2)记录每份称量数据,保留 3 位有效数。

(四)记录

记录分析天平型号、10 份(袋、瓶)的重(装)量,限度范围,每份(袋、瓶)的重(装)量超过限度的份(袋、瓶)数等。

(五)结果判定

超出重量(装量)差异限度的没有多于 2 份且没有 1 份超出限度 1 倍,判为符合规定;否则,判为不符合规定。

三、其他剂型

以散剂、颗粒剂和胶囊剂为例。

散剂、胶囊剂、颗粒剂在生产中由于包装工艺、设备和管理等原因,都会引起装量的差异。本项检查的目的在于控制最小包装内药品重量的一致性,保证用药剂量的准确。

凡规定检查含量均匀度的胶囊剂、颗粒剂,一般不再进行装量差异检查。单剂量包装的散剂要进行装量差异检查。

（一）仪器与用具

分析天平（感量0.1 mg）、称量纸、小烧杯、小刷或镊子、脱脂棉、乙醚。

（二）操作方法

1. 散剂　除另有规定外，取供试品10袋（瓶），分别精密称定每袋（瓶）内容物的重量，求出内容物的装量与平均装量。每袋（瓶）装量与平均装量相比较［凡有标示装量的散剂，每袋（瓶）装量应与标示装量相比较］，按表3-10中的规定，超出装量差异限度的散剂不得多于2袋（瓶），并不得有1袋（瓶）超出装量差异限度的1倍。

表3-10　不同规格丸剂的装量差异限度

平均装量或标示装量	重量差异限度（中药、化学药）
0.1 g及0.1 g以下	±15%
0.1 g以上至0.5 g	±10%
0.5 g以上至1.5 g	±8%
1.5 g以上至6.0 g	±7%
6.0 g以上	±5%

2. 颗粒剂　单剂量包装的颗粒剂按下述方法检查，应符合规定。多剂量包装的颗粒剂，照最低装量检查法（通则0942）检查，应符合规定。

取供试品10袋（瓶），除去包装，分别精密称定每袋（瓶）内容物的重量，求出每袋（瓶）内容物的装量与平均装量。每袋（瓶）装量与平均装量相比较［凡无含量测定的颗粒剂或有标示装量的颗粒剂，每袋（瓶）装量应与标示装量比较］，超出装量差异限度的颗粒剂不得多于2袋（瓶），并不得有1袋（瓶）超出装量差异限度1倍。

不同规格颗粒剂的装量差异限度见表3-11。

表3-11　不同规格颗粒剂的装量差异限度

平均装量或标示装量	重量差异限度
1.0 g及1.0 g以下	±10%
1.0 g以上至1.5 g	±8%
1.5 g以上至6.0 g	±7%
6.0 g以上	±5%

3. 胶囊剂　除另有规定外，取供试品20粒（中药取10粒），分别精密称定重量，倾出内容物（不得损失囊壳），硬胶囊囊壳用小刷或其他适宜的用具拭净；软胶囊或内容物为半固体或液体的硬胶囊囊壳用乙醚等易挥发性溶剂洗净，置通风处使溶剂挥

尽，再分别精密称定囊壳重量，求出每粒内容物的装量与平均装量。每粒装量与平均装量相比较（有标示装量的胶囊剂，每粒装量应与标示装量比较），超出装量差异限度的不得多于2粒，并不得有1粒超出限度1倍。

不同规格胶囊剂的装量差异限度见表3-12。

表3-12 不同规格丸剂的装量差异限度

平均装量或标示装量	重量差异限度
0.30 g 以下	±10%
0.30 g 及 0.30 g 以上	±10%（中药）

(三) 注意事项

(1) 称量过程中，应避免用手直接接触供试品，可以佩戴布手套。
(2) 检查过的药物，不得再放回原包装容器内。
(3) 胶囊剂可用夹着脱脂棉的镊子擦拭囊壳内壁的残留内容物。
(4) 称量前后注意供试品的顺序，比如胶囊重与囊壳重要匹配。

(四) 记录

记录分析天平型号、每一次称量数值、限度范围、超过限度的数量等。

(五) 结果判定

超出装量差异限度的没有多于2粒（袋、瓶）且没有1粒（袋、瓶）超出限度1倍，判为符合规定；否则，判为不符合规定。

★ **拓展知识：0942 最低装量检查法**

本法适用于固体、半固体和液体制剂。除制剂通则中规定检查重（装）量差异的制剂及放射性药品外，按下述方法检查，应符合规定。

1. 重量法（适用于标示装量以重量计的制剂） 除另有规定外，取供试品5个（50 g以上者3个），除去外盖和标签，容器外壁用适宜的方法清洁并干燥，分别精密称定重量，除去内容物，容器用适宜的溶剂洗净并干燥，再分别精密称定空容器的重量，求出每个容器内容物的装量与平均装量，均应符合下表的有关规定。如有1个容器装量不符合规定，则另取5个（50 g以上者3个）复试，应全部符合规定。

2. 容量法（适用于标示装量以容量计的制剂） 除另有规定外，取供试品5个（50 mL以上者3个），开启时注意避免损失，将内容物转移至预经标化的干燥量入式量筒中（量具的大小应使待测体积至少占其额定体积的40%），黏稠液体倾出后，除另有规定外，将容器倒置15 min，尽量倾净。2 mL及以下者用预经标化的干燥量入式注射器抽尽。读出每个容器内容物的装量，并求其平均装量，均应符合下表的有关规定。

如有 1 个容器装量不符合规定,则另取 5 个(50 mL 以上者 3 个)复试,应全部符合规定(表 3-13)。

表 3-13 最低装量检查标准

标示装量	注射液及注射用浓溶液		口服及外用固体、半固体、液体;黏稠液体	
	平均装量	每个容器装量	平均装量	每个容器装量
20 g(mL)以下	/	/	不少于标示装量	不少于标示装量的 93%
20 g(mL)至 50 g(mL)	/	/	不少于标示装量	不少于标示装量的 95%
50 g(mL)以上	不少于标示装量	不少于标示装量的 97%	不少于标示装量	不少于标示装量的 97%

注:对于以容量计的小规格标示装量制剂,可改用重量法或按品种项下的规定方法检查。平均装量与每个容器装量(按标示装量计算百分率),取 3 位有效数字进行结果判断。

★总结提高

(1)重(装)量差异检查的概念:重(装)量差异检查是指以药物制剂的标示重量或平均重量为基准,对重(装)的偏差程度进行检查,从而评价药物制剂质量的均一性。

(2)崩解时限检查有吊篮法、崩解篮法、烧杯法。

(3)不同剂型、不同规格剂型重量差异检查的要求。

★练一练:举一反三,巩固提高

根据学习的内容,进行六味地黄丸(大蜜丸)的重量差异检查,完成自我评价。

学习结果评价见表 3-14。

表 3-14 重量差异检查认知任务评价

班级:　　　　姓名:　　　　学号:

序号	任务要求	分值	得分
1	正确穿戴工作服	5	
2	查阅标准	10	
3	仪器与用具	20	
4	分析天平的使用	20	
5	记录	20	
6	结果判定	20	
7	结束后清场	5	
	总分	100	

任务三 崩解时限检查

情景设定

药品的崩解时限对药品生物利用度具有非常大的意义。若崩解迟缓,则不利于机体对药物的吸收,就像吃了块石头,药物未崩解又以原形排出,使药效降低或失效。对于仿制药一致性评价中,崩解时限是其重要的测试指标。那《中国药典》中对不同制剂的崩解时限是如何规定的?

崩解时限检查

任务目标

1. 素质目标　严格按照药品说明书的使用方法用药,避免出现用药错误。
2. 知识目标　掌握崩解时限检查法及判断标准。
3. 技能目标　能按照《中国药典》正确完成某一制剂的崩解时限检查。

任务实施

★学一学:必备知识与原理

为了保证固体制剂口服后能在规定条件下全部崩解或溶散,充分被机体吸收而达到治疗目的,《中国药典》规定某些固体制剂应进行崩解或溶散时限检查,检查其在规定条件的崩解或溶散能力,固体制剂的崩解或溶散时限在一定程度上可以间接反映药品的生物利用度。

崩解是指口服固体制剂在规定条件下全部崩解溶散或成碎粒,除不溶性包衣材料或破碎的胶囊壳外,应全部通过筛网。如有少量不能通过筛网,但已软化或轻质上漂且无硬心者,可作符合规定论。崩解时限是指《中国药典》所规定的允许该制剂崩解或溶散的最长时间。

《中国药典》规定应进行该项检查的剂型有丸剂(除蜜丸)、片剂、胶囊剂、滴丸剂等。除另有规定外,凡规定检查溶出度、释放度或分散均匀性的制剂,不再进行崩解时限检查。

一、方法

(一)吊篮法

1. 仪器装置　采用升降式崩解仪,主要结构为一能升降的金属支架与下端镶有筛网的吊篮,并附有挡板。升降的金属支架上下移动距离为55 mm±2 mm,往返频率为每分钟30~32次。图3-2为某厂家智能崩解仪。

(1)吊篮:玻璃管6根,管长77.5 mm±2.5 mm,内径21.5 mm,壁厚2 mm;透明塑料板2块,直径90 mm,厚6 mm,板面有6个孔,孔径26 mm;不锈钢板1块(放在上面一块塑料板上),直径 90 mm,厚 1 mm,板面有 6 个孔,孔径 22 mm;不锈钢丝筛网 1 张(放在下面一块塑料板下),直径 90 mm,筛孔内径 2.0 mm;以及不锈钢轴 1 根(固定在上面一块塑料板与不锈钢板上),长 80 mm。将上述玻璃管 6 根垂直置于 2 块塑料板的孔中,并用 3 只螺丝将不锈钢板、塑料板和不锈钢丝筛网固定,即得(图 3-3)。

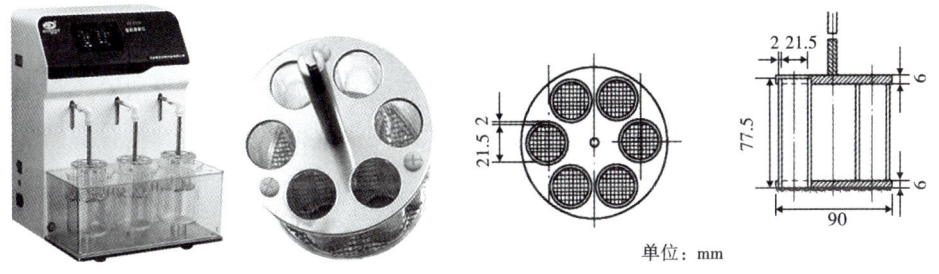

图 3-2　智能崩解仪　　图 3-3　崩解仪吊篮真实图示(左)和结构示意(中、右)

(2)挡板:为一平整光滑的透明塑料块,相对密度 1.18～1.20,直径 20.7 mm±0.15 mm,厚 9.5 mm±0.15 mm;挡板共有 5 个孔,孔径 2 mm,中央 1 个孔,其余 4 个孔距中心 6 mm,各孔间距相等;挡板侧边有 4 个等距离的 V 形槽,V 形槽上端宽 9.5 mm,深 2.55 mm,底部开口处的宽与深度均为 1.6 mm(图 3-4 左)。

2.检查方法　将吊篮通过上端的不锈钢轴悬挂于支架上,浸入 1 000 mL 烧杯中,并调节吊篮位置使其下降至低点时筛网距烧杯底部 25 mm,烧杯内盛有温度为 37 ℃±1 ℃的水,调节水位高度使吊篮上升至高点时筛网在水面下 15 mm 处,吊篮顶部不可浸没于溶液中。除另有规定外,取供试品 6 片,分别置上述吊篮的玻璃管中,启动崩解仪进行检查,各片均应在 15 min 内全部崩解。如有 1 片不能完全崩解,应另取 6 片复试,均应符合规定。

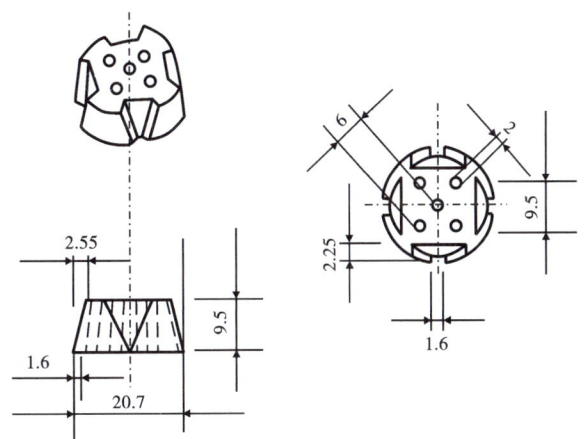

图 3-4　崩解仪挡板(左)和崩解篮(右)结构示意

(二)崩解篮法(口崩片)

1.仪器装置　主要结构为一能升降的支架与下端镶有筛网的不锈钢管。升降的支架上下移动距离为 10 mm±1 mm,往返频率为每分钟 30 次。

崩解篮:不锈钢管,管长 30 mm,内径 13.0 mm,不锈钢筛网(镶在不锈钢管底部)筛孔内径 710 μm(图 3-4 右)。

2. 检查方法　本法适用于口崩片。将不锈钢管固定于支架上,浸入 1 000 mL 杯中,杯内盛有温度为 37 ℃±1 ℃的水约 900 mL,调节水位高度使不锈钢管最低位时筛网在水面下 15 mm±1 mm。启动仪器。取本品 1 片,置上述不锈钢管中进行检查,应在 60 s 内全部崩解并通过筛网,如有少量轻质上漂或黏附于不锈钢管内壁或筛网,但无硬心者,可作符合规定论。重复测定 6 片,均应符合规定。如有 1 片不符合规定,应另取 6 片复试,均应符合规定。

(三)烧杯法(泡腾片)

本法适用于泡腾片。取 1 片,置 250 mL 烧杯(内有 200 mL 温度为 20 ℃±5 ℃的水)中,即有许多气泡放出,当片剂或碎片周围的气体停止逸出时,片剂应溶解或分散在水中,无聚集的颗粒剩留。除另有规定外,同法检查 6 片,各片均应在 5 min 内崩解。如有 1 片不能完全崩解,应另取 6 片复试,均应符合规定。

注意事项:测定过程中,烧杯中的水温(或介质温度)应保持在 37 ℃±1 ℃。每测试一次后,应清洁吊篮的玻璃内壁及筛网、挡板等,并重新更换水或规定的介质。操作过程中,如供试品黏附挡板妨碍检查时,应另取供试品 6 粒(片),以不加挡板进行检查。

二、结果判定

根据各剂型崩解时限检查判定测定结果是否符合规定(表 3-15 ~ 表 3-17)。

表 3-15　片剂崩解时限检查规定

剂型	溶剂	崩解时限	标准规定
中药全粉片	水	30 min(加挡板)	规定时间内全部崩解;如果供试品黏附挡板,应另取 6 片,不加挡板按上述方法检查,应符合规定
中药浸膏(半浸膏)片		1 h(加挡板)	
糖衣片			
中药薄膜衣片	盐酸溶液(9→1 000)	1 h(加挡板)	
肠溶片	盐酸溶液(9→1 000)	检查 2 h	每片均不得有裂缝、崩解或软化现象
	磷酸盐缓冲液(pH 值 6.8)	1 h	规定时间内全部崩解;如果供试品黏附挡板,应另取 6 片,不加挡板按上述方法检查,应符合规定

续表3-15

剂型	溶剂	崩解时限	标准规定
结肠定位肠溶片	盐酸溶液(9→1 000)及磷酸盐缓冲液(pH值6.8以下)	15 min	均不得有裂缝、崩解或软化现象
	磷酸盐缓冲液(pH值7.5~8.0)	1 h	应完全崩解
含片	水	10 min	各片均不应在10 min内全部崩解或溶化,如有1片不符合规定,应另取6片复试,均应符合规定
舌下片		5 min	全部崩解并溶化
可溶片	水温为20 ℃±5 ℃	3 min	全部崩解并溶化

表3-16 胶囊剂崩解时限检查规定

剂型	溶剂	崩解时限	标准规定	
硬胶囊	水	30 min（加挡板）	全部崩解	如有1粒不能完全崩解,应另取6粒复试,均应符合规定
软件囊	水或人工胃液	1 h（加挡板）		
明胶软胶囊	盐酸溶液(9→1 000)	1 h（加挡板）		
肠溶胶囊	人工肠液	检查2 h	每粒的囊壳均不得有裂缝或崩解现象	
	盐酸溶液(9→1 000)	1 h（加挡板）	应全部崩解	
结肠肠溶胶囊	磷酸盐缓冲液(pH值6.8)	检查2 h	每粒的囊壳均不得有裂缝或崩解现象	
	磷酸盐缓冲液(pH值7.8)	检查3 h	每粒的囊壳均不得有裂缝或崩解现象	
		1 h（加挡板）	应全部崩解	

表 3-17 胶囊剂崩解时限检查规定

剂型	溶剂	崩解时限	标准规定
一般滴丸	水	30 min	不锈钢丝网的筛孔内径应为 0.42 mm,全部溶散
包衣滴丸	水或人工胃液	1 h	
明胶滴丸		30 min	

注：
1. 人工胃液：取稀盐酸 16.4 mL,加水约 800 mL 与胃蛋白酶 10 g,摇匀后,加水稀释成 1 000 mL,即得。
2. 人工肠液：即磷酸盐缓冲液(含胰酶)(pH 值 6.8)。取磷酸二氢钾 6.8 g,加水 500 mL 使溶解,用 0.1 mol/L 氢氧化钠溶液调节 pH 值至 6.8;另取胰酶 10 g,加水适量使溶解,将两液混合后,加水稀释至 1 000 mL,即得。

★做一做：完成三黄片的崩解时限检查

1. 检查依据 《中国药典》2020 年版一部 517 页。
【规格】(1)薄膜衣小片：每片重 0.26 g。
(2)薄膜衣大片：每片重 0.52 g。
2. 检查数据及结果 见表 3-18。

表 3-18 检查数据及结果

标准规定	内容	糖衣片,按上述装置与方法检查,化药糖衣片应在 1 h 内全部崩解。中药糖衣片则每管加挡板 1 块,各片均应在 1 h 内全部崩解,如果供试品黏附挡板,应另取 6 片,不加挡板按上述方法检查,应符合规定。如有 1 片不能完全崩解,应另取 6 片复试,均应符合规定					
		序号	崩解时长/(分/s)	结果判定	序号	崩解时长/(分/s)	结果判定
初试		A1			复试	B1		
		A2				B2		
		A3				B3		
		A4				B4		
		A5				B5		
		A6				B6		

任务四　pH 值测定

情景设定

2021年3月25日,山东省药品监督管理局发布的药品质量抽检通告(2021年第1期)显示,由山东华信制药集团股份有限公司生产的曲克芦丁氯化钠注射液(生产批号为0420050401)抽检显示pH值项目不符合规定,复验也不符合规定,检验机构为山东省食品药品检验研究院。2021年8月,安徽省药品监督管理局发布消息称,安徽长江药业生产的2批次酚磺乙胺注射液被检出"pH值不符合规定"被罚没77.4万元。

pH 值测定法

不同药品的 pH 值不同,如果不符合药典规定,会对药品质量和人民生命健康产生极大危害。那么药品的 pH 值如何测定呢?

任务目标

1. 素质目标　具备质量标准意识、规范操作意识、严谨认真的实验态度、法规意识、道德和诚信意识。
2. 知识目标　掌握 pH 值的概念、测定流程。
3. 技能目标　能按照 pH 计说明书组装、校准和药品测定。

任务实施

★查一查:查阅《中国药典》(2020年版)四部"pH 值测定法"

pH 值是水溶液中氢离子活度的方便表示方法。pH 值定义为水溶液中氢离子活度(α_{H^+})的负对数,即 pH=$-\lg\alpha H^+$,但氢离子活度却难以由实验准确测定。为实用方便,溶液的 pH 值规定为由下式测定:

$$\mathrm{pH} = \mathrm{pHs} - \frac{E - Es}{k} \qquad (式3-5)$$

式中,E 为含有待测溶液(pH)的原电池电动势,V;Es 为含有标准缓冲液(pHs)的原电池电动势,V;k 为与温度(t,℃)有关的常数。$k=0.05916+0.000198(t-25)$。

由于待测物的电离常数、介质的介电常数和液接界电位等诸多因素均可影响 pH 值的准确测量,所以实验测得的数值只是溶液的近似 pH 值,它不能作为溶液氢离子活度的严格表征。尽管如此,只要待测溶液与标准缓冲液的组成足够接近,由上式测得的 pH 值与溶液的真实 pH 值还是颇为接近的。

溶液的 pH 值使用 pH 计(酸度计)测定。水溶液的 pH 值通常以玻璃电极为指示电极、饱和甘汞电极或银-氯化银电极为参比电极进行测定。pH 计（酸度计）应定期进行计量检定，并符合国家有关规定。测定前，应采用下列标准缓冲液校正仪器，也可用国家标准物质管理部门发放的标示 pH 值准确至 0.01 单位的各种标准缓冲液校正仪器。

1. 仪器校正用的标准缓冲液

（1）草酸盐标准缓冲液：精密称取在 54 ℃±3 ℃ 干燥 4～5 h 的草酸三氢钾 12.71 g，加水使溶解并稀释至 1 000 mL。

（2）邻苯二甲酸盐标准缓冲液：精密称取在 115 ℃±5 ℃ 干燥 2～3 h 的邻苯二甲酸氢钾 10.21 g，加水使溶解并稀释至 1 000 mL。

（3）磷酸盐标准缓冲液：精密称取在 115 ℃±5 ℃ 干燥 2～3 h 的无水磷酸氢二钠 3.55 g 与磷酸二氢钾 3.40 g，加水使溶解并稀释至 1 000 mL。

（4）硼砂标准缓冲液：精密称取硼砂 3.81 g（注意避免风化），加水使溶解并稀释至 1 000 mL，置聚乙烯塑料瓶中，密塞，避免空气中二氧化碳进入。

（5）氢氧化钙标准缓冲液：于 25 ℃，用无二氧化碳的水和过量氢氧化钙经充分振摇制成饱和溶液，取上清液使用。因本缓冲液是 25 ℃ 时的氢氧化钙饱和溶液，所以临用前需核对溶液的温度是否在 25 ℃，否则需调温至 25 ℃ 再经溶解平衡后，方可取上清液使用。存放时应防止空气中二氧化碳进入。一旦出现浑浊，应弃去重配。

上述标准缓冲溶液必须用 pH 值基准试剂配制。不同温度时各种标准缓冲液的 pH 值如下表。

表 3-19　不同温度时各种标准缓冲液对应的 pH 值

温度/℃	草酸盐标准缓冲液	邻苯二甲酸盐标准缓冲液	磷酸盐标准缓冲液	硼砂标准缓冲液	氢氧化钙标准缓冲液（25 ℃饱和溶液）
0	1.67	4.01	6.98	9.46	13.43
5	1.67	4.00	6.95	9.40	13.21
10	1.67	4.00	6.92	9.33	13.00
15	1.67	4.00	6.90	9.27	12.81
20	1.68	4.00	6.88	9.22	12.63
25	1.68	4.01	6.86	9.18	12.45
30	1.68	4.01	6.85	9.14	12.30
35	1.69	4.02	6.84	9.10	12.14
40	1.69	4.04	6.84	9.06	11.98
45	1.70	4.05	6.83	9.04	11.84
50	1.71	4.06	6.83	9.01	11.71
55	1.72	4.08	6.83	8.99	11.57
60	1.72	4.09	6.84	8.96	11.45

2. 注意事项　测定 pH 值时,应严格按仪器的使用说明书操作,并注意下列事项。

(1) 测定前,按各品种项下的规定,选择 2 种或 3 种合适的标准缓冲液对仪器进行校正,使供试品溶液的 pH 值处于它们之间。

(2) 先采用两种标准缓冲液对仪器进行自动校正,使斜率为 90% ~ 105%,漂移值在 0 mV±30 mV 或±0.5 pH 单位之内,再用 pH 值介于两种校正缓冲液之间且尽量与供试品接近的第三种标准缓冲液验证,至仪器示值与验证缓冲液的规定数值相差不大于±0.05 pH 单位;或者,选择两种 pH 值约相差 3 个 pH 单位的标准缓冲溶液,先取与供试品溶液 pH 值较接近的第一种标准缓冲液对仪器进行校正(定位),使仪器示值与表列数值一致。再用第二种标准缓冲液核对仪器示值,与表列数值相差应不大于±0.02 pH 单位。若大于此差值,则应小心调节斜率,使示值与第二种标准缓冲液的表列数值相符。重复上述定位与斜率调节操作,至仪器示值与标准缓冲液的规定数值相差不大于±0.02 pH 单位。否则,需检查仪器或更换电极后,再行校正至符合要求。

(3) 每次更换标准缓冲液或供试品溶液前,应用纯化水充分洗涤电极,再用所换的标准缓冲液或供试品溶液洗涤,或者用纯化水充分洗涤电极后将水吸尽。

(4) 在测定高 pH 值的供试品和标准缓冲液时,应注意碱误差的问题,必要时选用适当的玻璃电极测定。

(5) 如果供试品溶液的 pH 值超出上述标准缓冲液的 pH 值范围,选择 pH 值接近供试品的 3 种或 2 种标准缓冲液进行校正。

(6) 对弱缓冲或无缓冲作用溶液的 pH 值测定,除另有规定外,先用邻苯二甲酸盐标准缓冲液校正仪器后测定供试品溶液,并重取供试品溶液再测,直至 pH 值的读数在 1 min 内改变不超过 0.05 止;然后再用硼砂标准缓冲液校正仪器,再如上法测定;两次 pH 值的读数相差应不超过 0.1,取两次读数的平均值为其 pH 值。

(7) 配制标准缓冲液与溶解供试品的水,应是新沸过并放冷的纯化水。

(8) 标准缓冲液一般可保存 2 ~ 3 个月,但发现有浑浊、发霉或沉淀等现象时,不能继续使用。

在只需测量大致 pH 值的情况下,也可采用指示剂法或试纸法。

★ 做一做:完成双黄连注射液 pH 值的测定

(1) 查阅标准,设计实验方案:按照《中国药典》相关规定和仪器说明书对 pH 计进行调试和校正,确保正常使用。仪器设定值和待测药品温度应一致。取适量双黄连注射液放在干净烧杯中,用待测药品冲洗电极数次,再将电极放入待测溶液中,待读数稳定后记录数据。

(2) 检验准备:pH 计(含配套缓冲液)、烧杯、量筒、容量瓶、蒸馏水、洗瓶、滤纸等。

(3) 操作要点:①pH 计的校正;②电极的选择;③操作的规范性。

(4) 记录数据。

(5) 标准规定。

(6) 检验结论:符合规定。

酸度计测定双黄连口服液 pH 值

★ 学一学：必备知识与原理

pH 值测定法是测定药品水溶液氢离子浓度的一种方法，是药品检查项下采用较多和重要的指标之一。pH 值就是水溶液中氢离子浓度（以每升中摩尔数计算）的负对数。在 25 ℃时，水溶液的 pH 值等于 7 为中性，小于 7 为酸性，大于 7 为碱性，每 1 L 溶液中有 1 mol 氢离子时，pH=0，每 1 L 溶液中有 1 mol 氢氧根离子时，pH=14。

pH 值测定法各国药典都有明确的规定。《中国药典》明确规定 pH 值测定法只能用电位法。

1. 仪器与性能测试　电位法测定 pH 值的基本原理是基于由水溶液和电极组成的原电池的电动势与 pH 值的规律，即在 25 ℃时，每当电池的电动势变化 0.059 V 时，pH 值就变化 1 个单位。pH 计主要包括电极和测定计（电位计）两个部分，测定时有两个电极：一个电极作为测定时比较标准，为参比电极，它应当有稳定的已知电位；另一个电极的电位随溶液中氢离子浓度改变而变化，称为指示电极。参比电极有甘汞电极、银氯化银电极、汞氧化汞电极、汞硫酸亚汞电极等；指示电极有玻璃电极、氢醌电极和锑电极等。最常用的为甘汞电极和玻璃电极。

甘汞电极是由汞、甘汞糊和氯化钾溶液组成。电极电位随氯化钾浓度不同可分为 3 种，即饱和甘汞电极、0.1 mol/L 甘汞电极和 1 mol/L 甘汞电极。它们的电极电位各不相同。电极电位受温度影响，特别是饱和甘汞电极影响最大，但由于制备简单目前仍是最实用的参比电极。

玻璃电极是在一支厚玻璃管下端接一个特殊质料玻璃球膜，其前端薄膜的厚度约 0.2 mm，球中盛已知 pH 值的缓冲液，并用一个电极电位已知的参比电极作为引线，常用内参比电极为氯化银电极，电极的导线绝缘电阻必须大于玻璃膜电阻 $1×10^3$ 以上，否则形成漏电，从而使测定不稳。玻璃电极的最大缺点是玻璃膜极易破碎。现在国内外均生产有不易破损的玻璃电极，此外还有参比电极和指示电极放在一起的复合电极。

pH 复合电极是将 pH 指示电极和参比电极组合在一起的电极，根据外壳材料的不同可分为塑壳和玻璃两种。相对指示电极而言，复合电极使用比较方便。市场上部分复合电极型号见图 3-5。

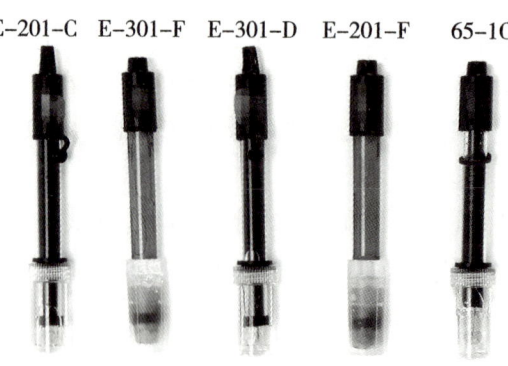

图 3-5　市场上部分复合电极型号

2.样品测定操作法

(1)根据《中国药典》要求,样品应置于小烧杯中,药典收载大多数品种是直接取样,有少量品种须先称一定量样品溶解于定量的水中,或称取一定量的样品,加水振摇过滤取滤液测定。所用的水均应新沸放冷,pH值应在5.5~7.0。在称量样品1g以上时可用扭力天平称量,取样后应当立即测定,以免空气中的CO_2影响测定结果。

(2)所使用的仪器必须按规定检定合格,如使用新的玻璃电极应预先在水中浸泡24 h以上,以稳定其不对称电位和降低电阻,平时最好也浸泡在水中,以便在下次使用时,可以很快平衡。玻璃电极球泡中的缓冲液应与内参比电极接触,不应有气泡。装在夹子上应高于甘汞电极,以免烧杯底与球膜相撞。甘汞电极中应充满饱和氯化钾溶液,盐桥中应保持少量氯化钾晶体,但不能结成一整块而堵住渗出孔。用时不得有气泡将溶液隔断。

(3)按仪器说明书规定,接通电源预热仪器数分钟,调节零点和温度补偿(有些仪器不需每次调零),根据样品液的pH值选择两种接近其pH值的标准缓冲液校准仪器,校准时先用一种标准缓冲液校正后,再用另一种pH值相差约3的标准缓冲液核对,误差不应超过±0.1 pH,否则应重换标准缓冲液重新校准仪器直至符合要求后再测样品。

(4)每次更换标准缓冲液或供试液,电极和烧杯必须冲洗干净,再用滤纸吸干或用被测液冲洗,对弱缓冲液的样品要特别注意,《中国药典》规定,测定弱缓冲液时先用pH=4的缓冲液校正仪器后,测定供试品两次每次测定均应测至1 min内读数改变不超过0.05 pH为止,然后再用pH=9的缓冲液校准仪器,再接上述测定供试品2次,取先后两种缓冲液读数的平均值为其pH值。

3.测定操作注意事项

(1)由于玻璃电极不对称电位的影响,测定的pH值是否准确,直接依赖于所使用的标准缓冲液的准确度。因此只使用一种标准缓冲液校正容易出错也不准许,必须按规定使用两种标准缓冲液校准仪器后,再测定样品。

(2)测定pH值大于9的溶液时,应避免玻璃电极的钠误差,选择适合的玻璃电极测定。有些玻璃电极反应速度较慢,特别是对某些弱缓冲液需要数分钟后始能平衡,因此测定时必须将供试液轻轻振摇均匀,稍停再读数。

(3)潮湿和接触不良易引起漏电和读数不稳,特别是玻璃电极系统的导线插头和读数开关,电极架与盛溶液的烧杯外部,均应保持干燥。

(4)甘汞电极不用时应将加液口塞住。下面用胶套封好。新加入饱和氯化钾后应等几个小时,待电极电位稳定后再用。使用时应将电极加液口塞子和下端套子拿掉。氯化钾溶液干涸后的电极,加氯化钾溶液后应核对电极电位是否准确后再使用。

(5)温度对电极电阻有很大影响,一般应在5~40 ℃测定,温度补偿调节钮的紧固螺丝是经过校准的,用时切勿使其松动,否则应重新校准。

(6)玻璃电极底部的球膜极易破碎,切勿触及硬物,待测溶液不能超过60 ℃,因薄膜不能承受气体膨胀的压力。破损的玻璃电极有时从外观看不出来,可用放大镜观察或用不同缓冲液核对其电极响应,有些玻璃电极在使用时玻璃膜被污染,可放在四

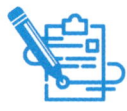

氯化碳中泡几天,然后再用乙醚、氯仿、乙醇、水和 0.1 m/L HCl、水依次洗之,处理后的玻璃电极,其响应值必须符合规定,有些玻璃电极虽然未破损,但玻璃球膜内溶液浑浊,如其电极响应值不符合要求,亦不能使用。

(7)如果使用标准缓冲液校正仪器,使用定位钮不能调至规定值,可考虑甘汞电极污染损坏或玻璃电极损坏或使用电极与仪器不配套,可更换新电极试之。

★ 总结提高

(1)pH 值的概念:水溶液中氢离子活度(αH^+)的负对数。

(2)标准缓冲液种类:草酸盐标准缓冲液、邻苯二甲酸盐标准缓冲液、磷酸盐标准缓冲液、硼砂标准缓冲液、氢氧化钙标准缓冲液。

(3)pH 值测定的注意事项。

★ 练一练:举一反三,巩固提高

根据学习的内容,选择 1~2 种中药制剂,完成自我评价。

学习结果评价见表 3-20。

表 3-20 pH 值测定认知任务评价表

班级:　　　　姓名:　　　　学号:

序号	任务要求	分值	得分
1	正确穿戴工作服	10	
2	查阅标准	10	
3	仪器与用具	20	
4	pH 计的使用	30	
5	记录	10	
6	结果判定	10	
7	结束后清场	10	
	总分	100	

任务五　相对密度测定

情景设定

"齐二药"假药案又称"亮菌甲素事件"。不法商人王某以中国地质矿业总公司泰兴化工总厂的名义,伪造药品生产许可证等证件,于2005年10月将工业原料二甘醇假冒药用辅料丙二醇,出售给齐齐哈尔第二制药有限公司(以下称"齐二药")。齐二药采购员钮某违规购入假冒丙二醇,化验室主任陈某等人严重违反操作规程,未将检测图谱与"药用标准丙二醇图谱"进行对比鉴别,并在发现检验样品"相对密度值"与标准严重不符的情况下,将其改为正常值,签发合格证,致使假药用辅料投入生产,制造出假药"亮菌甲素注射液"并投放市场。广州中山三院和广东龙川县中医院使用此假药后,11名患者出现急性肾功能衰竭并死亡。

中药制剂的相对密度与质量有什么关系,如何对中药制剂的相对密度进行检测?

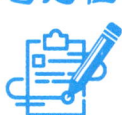

相对密度测定法

任务目标

1. 素质目标　树立严格遵守《中国药典》的法律意识和法治思维。
2. 知识目标　掌握相对密度的概念、测定方法分类。
3. 技能目标　能按照《中国药典》2020版要求对某一制剂进行相对密度测定。

任务实施

★查一查

查阅《中国药典》(2020年版)小儿止咳糖浆。
【检查】相对密度应为1.20～1.30(通则0601)。

★做一做

完成小儿止咳糖浆相对密度的测定

(1)查阅标准,设计实验方案:精密称定洁净、干燥的比重瓶重量,将供试品装满上述已称定重量的比重瓶,装上温度计,置水浴中放置若干分钟,使内容物温度达到20 ℃,用滤纸除去溢出侧管的液体,待液体不再溢出,立即盖上罩。然后将比重瓶自水浴中取出,再用滤纸将比重瓶的外面擦净。精密称定重量;将供试品倾去,洗净比重瓶,装满新沸过的冷水,再照供试品重量的测定法测得的重量。计算供试品的相对密度,并判断是否符合规定。

(2)检验准备:比重瓶、天平、水浴锅、滤纸、烧杯、新沸冷水等。

(3)操作要点:①天平使用;②比重瓶的使用;③新沸过的冷水。

(4) 记录数据。
(5) 标准规定。
(6) 检验结论:符合规定。

★学一学:必备知识与原理

一、简述

密度是指在规定的温度下,单位体积内所含物质的质量数,即质量与体积的比值;相对密度是指在相同的温度、压力条件下,某物质的密度与水的密度之比。除另有规定外,温度为 20 ℃。物质的相对密度可根据下式计算:

$$相对密度 = \rho/0.998\ 2 \qquad (式3-6)$$

式中,ρ 为被测物质在 20 ℃ 时的密度;0.998 2 为水在 20 ℃ 时的密度。

纯物质的相对密度在特定的条件下为不变的常数。但如物质的纯度不够,则其相对密度的测定值会随着纯度的变化而改变。因此,测定药品的相对密度,可用以检查药品的纯杂程度。

密度测量作为最基本、最重要的质控手段,原料入库时定性定量测试,半成品的质控检测,成品的质量确认,乃至包装时的体积控制,"密度"无处不在,在制药行业的各个环节中起着至关重要的作用。

《中国药典》规定以水或稀乙醇为溶剂的搽剂、合剂、煎膏剂、糖浆剂需要进行相对密度的测定。例如,四物合剂的相对密度应不低于1.06,小儿止咳糖浆应为1.20~1.30,小儿肺热咳喘口服液相对密度应为1.07~1.12,阿胶补血膏相对密度应为 1.25~1.27。

二、测定方法

《中国药典》2020 年版中收纳的测定相对密度方法有比重瓶法、韦氏比重秤法、振荡型密度计法。液体药品的相对密度一般用比重瓶法测定;易挥发液体的相对密度可用韦氏比重秤法测定;液体药品的相对密度也可采用振荡型密度计法测定。

(一) 比重瓶法

比重瓶法是指在相同温度和压力条件下,选用同一比重瓶,依次装满供试品和水,分别精密称定供试品和水的重量,供试品与水的重量之比即为供试品的相对密度。该法具有测定准确、用量少的优点,但操作较为烦琐。用比重瓶测定时的环境(指比重瓶和天平的放置环境)温度应略低于 20 ℃ 或各品种项下规定的温度。

根据仪器差异和供试品的性质差异又可分为 2 种操作方法。

1. 方法一　仪器装置见图 3-6(a)。

(1) 比重瓶重量的称定:取洁净、干燥并精密称定重量的比重瓶,准确至 0.001 g。

(2) 供试品重量的测定:将供试品(温度应低于 20 ℃ 或各品种项下规定的温度)装满(1)中已称定的比重瓶,装上温度计(瓶中应无气泡),置 20 ℃(或各品种项下规定的温度)的水浴中放置若干分钟,使内容物的温度达到20 ℃(或各品种项下规定的温度),用滤纸除去溢出侧管的液体,立即盖上罩。然后将比重瓶自水浴中取出,再用滤纸将比重瓶的外面擦净,精密称定,减去比重瓶的重量,即可求得供试品的重量。

(3)水重量的测定:将供试品倾去,洗净比重瓶,装满新沸过的冷水,再照供试品重量测定法测得同一温度时水的重量(比重瓶和水总重量-比重瓶重量)。

按下式计算,即得出供试品的相对密度:

$$供试品相对密度 = \frac{供试品重量}{水重量} \qquad (式3-7)$$

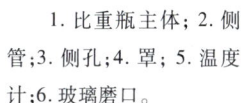

1.比重瓶主体;2.侧管;3.侧孔;4.罩;5.温度计;6.玻璃磨口。

图3-6 比重瓶示意

2.方法二 仪器装置见图3-6b。

(1)比重瓶重量的称定:取洁净、干燥并精密称定重量的比重瓶(图3-6b),准确至0.001 g。

(2)将供试品(温度应低于20 ℃或各品种项下规定的温度)装满(1)中已称定的比重瓶,插入中心有毛细孔的瓶塞,用滤纸将从塞孔溢出的液体擦干,置20 ℃(或各品种项下规定的温度)恒温水浴中,放置若干分钟,随着供试液温度的上升,过多的液体将不断从塞孔溢出,随时用滤纸将瓶塞顶端擦干,待液体不再由塞孔溢出,迅即将比重瓶自水浴中取出,再用滤纸将比重瓶的外面擦净,精密称定,减去比重瓶的重量,即可求得供试品的重量。

(3)水重量的测定:将供试品倾去,洗净比重瓶,装满新沸过的冷水,再照供试品重量测定法测得同一温度时水的重量(比重瓶和水总重量-比重瓶重量)。

按下式计算,即得出供试品的相对密度:

$$供试品相对密度 = \frac{供试品重量}{水重量} \qquad (式3-8)$$

注意事项:①空比重必须洁净、干燥,操作前需先称量空比重瓶重量,再装供试品称重,最后装水称重。②装过供试品后的比重瓶必须洗净,如供试液为油剂或煎膏剂等,测定后应尽量倾去。连同瓶塞可先用有机溶剂(如石油醚或三氯甲烷)冲洗,再用乙醇、水冲洗干净,待完全除去后再依法测定水的重量。③装供试品溶液及水时,应小心沿壁倒入比重瓶内,避免产生气泡;如有气泡,应置待气泡消失后再调温称重。供试品如为糖浆剂、甘油等黏稠液体,更应缓慢沿壁倒入,以免产生的气泡很难逸去而影响测定结果;若产生气泡,必要时可以压缩空气而除去。④比重瓶从水浴中取出时,应拿住瓶颈,而不能拿瓶肚,以免手温影响内容物,使其体积膨胀而外溢。⑤室温超过20 ℃时,供试品可能因膨胀从瓶塞毛细管溢出,比重瓶在称量时也会有水蒸气冷凝于比重瓶外,故需迅速称量。室温低于20 ℃时,可不必迅速称量,比重瓶的毛细管由于液体体积缩小,使毛细管有部分液体缩小而充满气体,其重量可忽略不计。⑥比重瓶测定时的环境(指比重瓶和分析天平的放置环境)温度应略低于20 ℃或各品种项下规定的温度。当温度高于20 ℃或各药品项下规定的温度时,必须设法调节环境温度至略低于规定的温度。⑦采用新煮沸数分钟并冷却的水,其目的是除去水中少量的空气。

(二)韦氏比重秤法

韦氏比重秤(图3-7),也称韦氏比重天平,其测定原理符合阿基米德定律,一定体积的物体在不同液体中所受的浮力与该液体的相对密度成正比,因此可以测定待测物体的相对密度。本法适用于易挥发的液体药品,如挥发油的测定等。

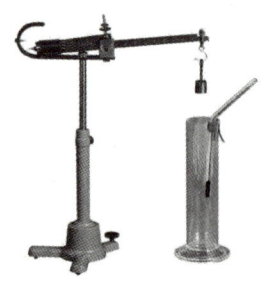

图 3-7 韦氏比重秤

1. 原理 用同一韦氏比重秤,将其玻璃锤依次浸入水和供试品溶液中,并调节比重秤使横梁平衡,即可得出玻璃锤的浮力。根据以下公式:

$$F_{水} = \rho_{水} \cdot g_{水} \cdot V_{水}$$
$$F_{供} = \rho_{供} \cdot g_{供} \cdot V_{供}$$

(式3-9)

式中,F为浮力;ρ为液体的密度;g为重力加速度;V为被排开液体的体积。

当调节比重秤,使玻璃锤在水中的浮力为1.000 0时(即$F_{水}=1.000\ 0$),就可以从比重秤上直接读出供试品的相对密度$d_{供}$。因为:

$$V_{水}=V_{供}, g_{水}=g_{供}$$

(式3-10)

所以,韦氏比重秤法最大的特点就是操作简便,可直接读取相对密度数值,从而避免使用分析天平多次称量的烦琐步骤。

$$d_{供}=\frac{\rho_{供}}{\rho_{水}}=\frac{F_{供}}{F_{水}}=F_{供}$$

(式3-11)

2. 操作方法

(1)仪器的调整:将20 ℃时相对密度为1的韦氏比重秤安放在操作台上,放松调节器螺丝,将支架升至适当高度后拧紧螺丝,横梁置于支架玛瑙刀座上,将等重砝码挂在横梁右端的小钩上,调整水平调整螺丝,使指针与支架左上方另一指针对准,即为平衡。将等重砝码取下,换上玻璃锤,此时由于玻璃锤与等重砝码重量相同,因此比重秤仍然保持平衡(允许有±0.005 g的误差),否则应予校正。

(2)用水校正:用新沸过的冷水将所附玻璃圆筒装至八分满,置20 ℃(或各品种项下规定的温度)的水浴中,搅动玻璃圆筒内的水,调节温度至20 ℃(或各品种项下规定的温度),将悬于秤端的玻璃锤浸入圆筒内的水中(玻璃锤必须悬浮于水中,不能与圆筒壁接触),校正仪器。韦氏比重秤配有5 g、0.5 g、0.05 g、0.005 g四种砝码,当秤臂右端悬挂砝码(5 g)于1.000 0处,调节秤臂左端平衡用的螺旋使之平衡,此时水的密度即为1。

(3)供试品的测定:将玻璃圆筒内的水倾去,拭干,装入供试液至相同的高度,并用同法调节温度后,再把拭干的玻璃锤浸入供试液中,调节秤臂上游码的数量与位置使平衡,读取数值,即得供试品的相对密度。

注意事项:①韦氏比重秤应安装在固定平放的操作台上,避免受到热、冷、气流及震动的影响。②玻璃圆筒应干燥、洁净。装水及供试品溶液时高度应一致,玻璃锤沉入水和供试品溶液面的深度前后一致。③玻璃锤应全部浸入液面下,且应处于悬浮状态。④如选用的比重秤在 4 ℃时相对密度为 1,则用水校准时游码应悬挂于 0.998 2 处,并应将在 20 ℃测得的供试品相对密度除以 0.998 2。如测定温度为其他温度时,则用水校准时的游码应悬挂于该温度水的相对密度处,并应将在该温度测得的数值除以该温度水的相对密度。

(三)振荡型密度计法

2020 版《中国药典》四部通则 0601 相对密度测定法项下增订第三法振荡型密度计法,密度测量步入精密仪器时代。

目前振荡型密度计法测定密度的技术手段已经成熟,商品化仪器已经能够满足准确测定的需求。与传统比重法相比,振荡型密度计法具有精确度高、耗样量少、测量速度快、便于恒温控制等优势。

1. 原理 振荡型密度计主要由 U 形振荡管(一般为玻璃材质,用于放置样品)、电磁激发系统(使振荡管产生振荡)、频率计数器(用于测定振荡周期)和控温系统组成。通过测定 U 形振荡管中液体样品的振荡周期(或频率)可以测得样品的密度。振荡频率(T)与密度(ρ)、测量管常数(c)、振荡管的质量(M)和体积(V)之间存在下述关系:

$$T^2 = \frac{M+\rho \times V}{c} \times 4\pi^2 \quad (式3-12)$$

如果将 $c/(4\pi^2 \times V)$ 定义为常数 A,M/V 定义为常数 B,则上述公式可简化如下:

$$\rho = A \times T^2 - B \quad (式3-13)$$

常数 A 和 B 可以通过往振荡管中加入两种已知密度的物质进行测定,常用的物质为脱气水(如新沸过的冷水)和空气。分别往样品管中加入干燥空气和脱气水(如新沸过的冷水),记录测得的空气的振动周期 T_a 和水的振动周期 T_w。

从表 3-21 中查出测得温度下水的密度值 d_w,空气的密度值 d_a 可通过下式计算得出:

$$d_a = 0.001\,293 \times \frac{273.15}{t} \times \frac{p}{101.3} \quad (式3-14)$$

式中,d_a 为测试温度下的空气密度,g/mL;t 为测试温度,K;p 为大气压,kPa。

如果使用其他校准液体,则使用相应的振荡周期 T 值和 d 值。

因此,振荡型密度计通过测定液体样品的振荡周期(或频率),再根据公式转换成密度,即可知道被测液体的相对密度值。如果仪器具有从常数 A 和 B 及样品测得的振动周期计算密度的功能,则常数 A 和 B 无须计算,按照仪器生产商的操作说明直接读取供试品的密度值。

表3-21 不同温度下水的密度值

温度/℃	密度/(g/mL)	温度/℃	密度/(g/mL)	温度/℃	密度/(g/mL)
0.0	0.999 840	21.0	0.997 991	40.0	0.992 212
3.0	0.999 964	22.0	0.997 769	45.0	0.990 208
4.0	0.999 972	23.0	0.997 537	50.0	0.988 030
5.0	0.999 964	24.0	0.997 295	55.0	0.985 688
10.0	0.999 699	25.0	0.997 043	60.0	0.983 191
15.0	0.999 099	26.0	0.996 782	65.0	0.980 546
15.56	0.999 012	27.0	0.996 511	70.0	0.977 759
16.0	0.998 943	28.0	0.996 231	75.0	0.974 837
17.0	0.998 774	29.0	0.995 943	80.0	0.971 785
18.0	0.998 595	30.0	0.995 645	85.0	0.968 606
19.0	0.998 404	35.0	0.994 029	90.0	0.965 305
20.0	0.998 203	37.78	0.993 042	100.0	0.958 345

2. 对仪器的一般要求　用于相对密度测定的仪器的读数精度应不低于 ±0.001 g/mL,并应定期采用已知密度的两种物质(如空气和水)在 20 ℃(或各品种正文项下规定的温度)下对仪器常数进行校准。建议每次测量前用脱气水(如新沸过的冷水)对仪器的读数准确性进行确认,可根据仪器的精度设定偏差限度,例如精确到 ±0.000 1 g/mL 的仪器,水的测定值应在 0.998 2 g/mL±0.000 1 g/mL 的范围内,如超过该范围,应对仪器重新进行校准。

3. 操作方法　照仪器操作手册所述方法,取供试品,在与仪器校准时相同的条件下进行测定。测量时应确保振荡管中没有气泡形成,同时还应保证样品实际温度和测量温度一致。如必要,测定前可将供试品温度预先调节至约 20 ℃(或各品种正文项下规定的温度),这样可降低在 U 形振荡管中产生气泡的风险,同时可缩短测定时间。

★ **总结提高**

1. 相对密度的概念　相对密度是指在相同的温度、压力条件下,某物质的密度与水的密度之比。

2. 测定方法　比重瓶法、韦氏比重秤法、振荡型密度计法。

★练一练:举一反三,巩固提高

根据学习过的内容,选择1~2种中药制剂,完成自我评价。
学习结果评价见表3-22。

表3-22 相对密度测定认知任务评价

班级:　　　　　姓名:　　　　　学号:

序号	任务要求	分值	得分
1	正确穿戴工作服	10	
2	查阅标准	10	
3	仪器与用具	20	
4	操作过程的规范	30	
5	记录	10	
6	结果判定	10	
7	结束后清场	10	
	总分	100	

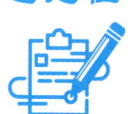

任务六　脆碎度检测

情景设定

某公司片子脆碎度检查不合格而报废了好几吨片剂,原因是质量部质量控制(QC)做片剂脆碎度时,控制两项指标:一要脆碎度比值小于1%;二要片子边缘不要有缺角或残碎,如果其中有一片有较大残碎,即使脆碎度比值只有不到1%的一半,也判为不合格品,所以为此报废了好几吨片剂,固体制剂车间为此换了几个车间主任,压片岗位的人对此非常恼火,片子压到用手掰都感觉费劲的情况下,脆碎度还是不合格。片剂采用的是塑料瓶包装和铝塑板包装,瓶装后药片基本是满的,没有较大的空间余地,按脆碎度的检查是称取一定量片子放入脆碎度仪的转轮中以固定转速旋转100转,要求脆碎度比值小于1%;片子边缘不能有缺角或残碎,所以好多片子都不合格,最终报废。难道瓶装片剂和铝塑板包装的药片在运输过程中真的有像脆碎度仪那么大的撞击力吗?

任务目标

1. 素质目标　树立工匠之"传承",培养工匠之"创新""意识。
2. 知识目标　掌握脆碎度检测仪的使用方法和操作步骤,以评价片剂的性能。
3. 技能目标　能进行脆碎度的结果计算和标准判定。

任务实施

★查一查

片剂的生产、运输等过程中不可避免地会受到震动或摩擦作用,这些因素可能造成片剂的破损,影响应用。因此,对药片进行脆碎度的检测就十分必要呢,那什么是脆碎度呢?怎么进行药片脆碎度的检测?

★学一学:必备知识与原理

1. 概念　片剂脆碎度指的是片剂受到震动或磨擦之后容易引起碎片、顶裂、破裂等。脆碎度反映片剂的抗磨损震动能力,也是片剂质量标准检查的重要项目。根据定义可以看出它检查的关键是片剂的抗磨损震动的能力。

2. 操作方法　片重为0.65 g或以下者取若干片,使其总重约为6.5 g;片重大于0.65 g者取10片。用吹风机吹去片剂脱落的粉末,精密称重,置圆筒中,转动100次。取出,同法除去粉末,精密称重,减失重量不得过1%,且不得检出断裂、龟裂及粉碎的片。本试验一般仅做1次。如减失重量超过1%时,应复测2次,3次的平均减失重量不得过1%，并不得检出断裂、龟裂及粉碎的片。

如供试品的形状或大小使片剂在圆筒中形成不规则滚动时，可调节圆筒的底座，使与桌面呈约10°的角，试验时片剂不再聚集，能顺利下落。

对于形状或大小在圆筒中形成严重不规则滚动或特殊工艺生产的片剂，不适于本法检查，可不进行脆碎度检查。

对易吸水的制剂，操作时应注意防止吸湿（通常控制相对湿度小于40%）。

★ 练一练

根据学习内容，完成自我评价（表3-23）。

表3-23 牛黄解毒片脆碎度检测任务评价

班级：　　　　姓名：　　　　学号：

序号	评价内容	评价标准	分值	得分
1	开机	打开电源，预热30 min	5	
	称定	片重为0.65 g或以下者取若干片，使其总重约为6.5 g；片重大于0.65 g者取10片。本次实验供试品为牛黄解毒片素片，片重小于0.65 g，故取若干片总重达到6.5 g，用吹风机吹去脱落的药粉，精密称重	10	
2	圈数设置	开机后初始状态转盘旋转圈数自动设置为100圈，如需改变预置圈数，则可按圈数键，每按1下改变10卷，可设范围为10～240圈	10	
3	转速设置	转速设置，系统开机自动设置转速为25转/min，按转速键进行调节没按1下改变5，转速预置范围为20～90 r/min	15	
4	测试	卸下盘部件并打开筒盖，把约6.5 g重的供试品放置在圆桶中并盖上筒盖；将转盘部件套装在仪器水平轴上，并锁紧螺母，按启动键，转盘转动，开始测试	25	
5	称定与判定	停止后取出供试品，同法去除药粉，精密称重，减少重量不得超1%，且不得出现断裂、龟裂及粉碎的药片	20	
6	原始记录及报告书	符合《药品记录与数据管理要求》	15	
		总分	100	

项目小结

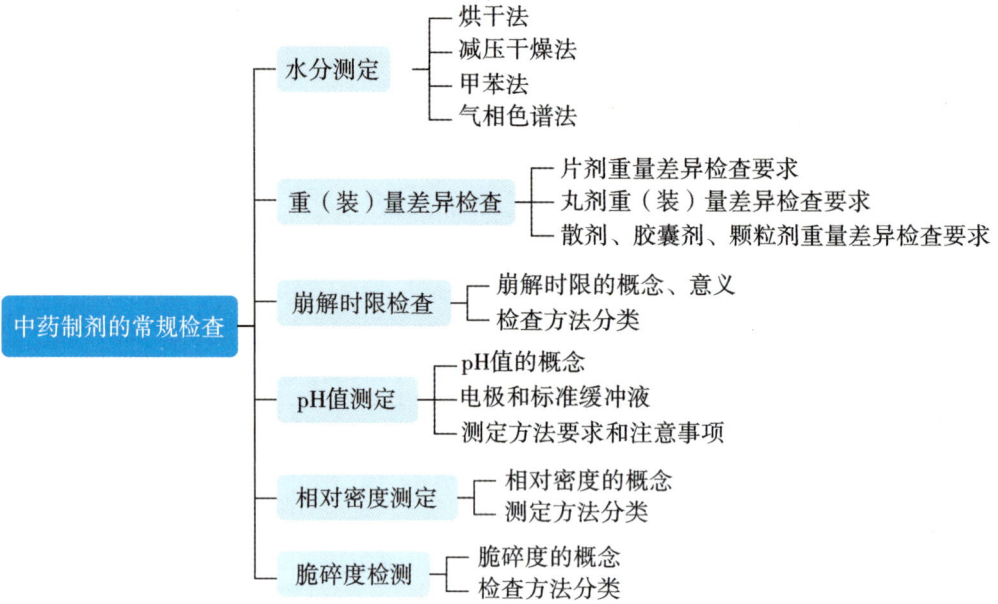

目标检测

1. 采用烘干法测定中药样品中的水分含量,应干燥至两次称重的差异不超过(   )
   A. 0.2 mg   B. 0.3 mg
   C. 0.5 mg   D. 5.0 mg

2. 烘干法能测定下列哪些物质(   )
   A. 板蓝根   B. 阿莫西林
   C. 清热解毒丸   D. 黄连上清片

3. 烘干法中,供试品在(   )的情况下使挥尽其中的水分并算出供试品的含水量
   A. 90~100 ℃   B. 100~105 ℃
   C. 105~120 ℃   D. 120~130 ℃

4. 采用甲苯法测定水分时,测定前甲苯需用水饱和,目的是(   )
   A. 减少甲苯的挥发   B. 减少甲苯与微量水混溶
   C. 增加甲苯在水中的溶解度 D. 减少水的挥发

5. 甲苯法不适用于蜜丸和含挥发性成分的药品是(   )
   A. 大蜜丸   B. 小蜜丸
   C. 二陈丸   D. 糊丸

6. 含挥发性成分的中药制剂的水分测定方法有(   )
   A. 减压干燥法   B. 红外干燥法

C. 烘干法　　　　　　　　　　D. 外标法

7. 崩解时限检查法所用的仪器是（　　）
   A. 崩解器　　　　　　　　　　B. 升降式崩解仪
   C. 烘箱　　　　　　　　　　　D. 气相色谱仪

8. 片剂崩解时限检查所需要的供试品为（　　）
   A. 1 片　　　　　　　　　　　B. 5 片
   C. 6 片　　　　　　　　　　　D. 10 片

9. 下列哪些口服固体制剂不检查崩解时限（　　）
   A. 大蜜丸　　　　　　　　　　B. 散剂
   C. 胶剂　　　　　　　　　　　D. 以上均不用

10. 糖浆剂、合剂、酒剂、注射剂、滴鼻剂、滴眼剂、气雾剂等须做的检查是（　　）
    A. 重量差异　　　　　　　　　B. 装量差异
    C. 最低装量　　　　　　　　　D. 水分

11. 片剂重量差异检查所需要的供试品为（　　）
    A. 5 片　　　　　　　　　　　B. 10 片
    C. 15 片　　　　　　　　　　D. 20 片

12. 胶囊剂崩解时限检查所需要的供试品为（　　）
    A. 6 粒　　　　　　　　　　　B. 10 粒
    C. 15 粒　　　　　　　　　　D. 20 粒

13. 相对密度检查，其检查温度除另有规定外，是指（　　）
    A. 15 ℃　　　　　　　　　　B. 20 ℃
    C. 25 ℃　　　　　　　　　　D. 30 ℃

14. 比重瓶法测定相对密度，操作顺序为（　　）
    A. 空比重瓶重→（比重瓶+供试品）称重→（比重瓶+水）称重
    B. （比重瓶+水）称重→（比重瓶+供试品）称重→空比重瓶重
    C. （比重瓶+供试品）称重→（比重瓶+水）称重→空比重瓶重
    D. 空比重瓶重（比重瓶+水）称重→（比重瓶+供试品）称重

15. 比重瓶法测定药品相对密度采用新煮沸数分钟并冷却的水，其目的是（　　）
    A. 除去少量的空气　　　　　　B. 保证水的纯净程度
    C. 保证水的密度为 1　　　　　D. 使水的质量恒定

16. 酸度计常用的参比电极是（　　）
    A. 饱和甘汞电极　　　　　　　B. 银-氯化银电极
    C. 玻璃电　　　　　　　　　　D. 金属-金属难溶盐电极

17. 酸度计测定 pH 值时，校正用两种标准缓冲液应相差（　　）个 pH 单位。
    A. 1　　　　　　　　　　　　B. 3
    C. 2　　　　　　　　　　　　D. 4

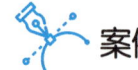

案例链接

2020年9月8日,安徽省药品监督管理局发布了《关于征求"中药饮片不符合药品标准,尚不影响安全性、有效性判定的指导意见》(征求意见稿)的通知。其中,"其他不符合药品标准的药品",不包括毒性药材,性状项目仅限于形状、大小、表面色泽3个方面,检查项目仅限于水分、灰分、药屑杂质3个方面。具体如下。

1. 形状 肉眼观察外观形状与标准形状相比未见明显差异,或浸软后观察无明显差异。

2. 大小 需要切段的饮片,长度标准为5~10 mm,不超过标准值的10%;长度标准为10~15 mm,不超过标准值的20%;需要切片的饮片,厚薄标准为1~2 mm,不超过标准值的10%;厚薄标准为2~4 mm,不超过标准值的20%;需要切丝的饮片,直径标准为2~3 mm,不超过标准值的10%;直径标准为5~10 mm,不超过标准值的20%;需要切块的饮片,标准为8~12 mm方块,不超过标准值的20%。

3. 表面色泽 肉眼观察未见明显差异。

4. 水分 水分标准在13%以下的(含13%),不超过标准值的10%;水分标准在13%以上的,不超过标准值的20%。

5. 灰分 灰分标准在2%~5%,不超过标准值的10%;灰分标准在5%以上的,不超过标准值的20%。

6. 药屑杂质 药屑杂质标准在3%以内的,实际药屑杂质含量不超过5%。

水分对于药材来说是至关重要的,保持药材适当的水分,第一可以保持中药材的药效,第二有利于储存。水分对保证中药饮片的质量具有重要意义,对现购进的袋装中药饮片控制其水分尤为重要,合理的水分在贮藏保管中可防止生虫、霉变,避免有效成分分解、酶解变质等。《饮片标准通则〈试行〉》规定:一般的饮片含水量宜控制在7%~13%;蜜炙品类含水量不得超过15%;酒炙、醋炙及盐炙品类等含水量不得超过13%;烫制、醋淬制品含水量不超过10%。片剂制备过程中水分对压片成型具有一定的影响;水分一旦限定过严,很多压片工艺就难以实现,水分高可压性差,水分太低压片容易裂片。另外,制剂的水分和微生物的控制有直接关系,水分越高微生物风险越大。

案例要点:创新思维,依法检验,诚实守信,求真务实。

项目四　中药制剂的杂质检查

中药制剂的杂质一般是指中药制剂中存在的无治疗作用或影响中药制剂的稳定性和疗效,甚至对人体健康有害的物质。本章将介绍中药制剂杂质检查中的一些常见检查项目,包括炽灼残渣检查法、灰分测定法、氯化物检查法、重金属检查法、砷盐检查法、二氧化硫残留量测定法、农药残留量测定法、黄曲霉毒素测定法、特殊杂质检查方法等。

杂质及检查方法概述

任务一　氯化物检查

情景设定

氯化物广泛存在于自然界中,在药物的生产过程中极易引入。少量的氯化物虽对人体无害,但氯化物属于信号杂质,其存在量可以反映出药物的纯净程度以及生产工艺和贮存条件是否正常,因此,控制氯化物的量有其特殊的意义。

利用氯化物在硝酸酸性条件下与硝酸银试液作用,生成氯化银白色浑浊,与一定量标准氯化钠溶液在相同条件下生成的氯化银浑浊比较,以判断供试品中的氯化物是否超过了限量。

氯化物检查法

任务目标

1. 素质目标　通过氯化物检查的学习,培养精准、精细、敬业的工匠精神及按章操作、依规行事的良好习惯。
2. 知识目标　掌握氯化物检查法的原理和方法。
3. 技能目标　学会氯化物检查法。

任务实施

★查一查

查阅《中国药典》(2020年版)中红粉检查的相关内容。

【检查】亚汞化合物：取本品 0.5 g，加稀盐酸 25 mL，溶解后，溶液允许显微浊。

氯化物：取本品 0.5 g，加水适量与硝酸 3 mL，溶解后，加水稀释使至约 40 mL，依法检查(通则 0801)。如显浑浊，与标准氯化钠溶液 3 mL 制成的对照液比较，不得更浓(0.006%)。

★学一学：必备知识与原理

(一) 仪器与用具

分析天平(感量 0.1 mg)、容量瓶(100 mL、1 000 mL)、纳氏比色管(50 mL)、比色管架、滤纸、量筒(50 mL)、量杯(10 mL)、移液管、刻度吸管、计时器、烧杯及玻璃棒等。

(二) 试药与试液

稀硝酸、硝酸银试液、标准氯化钠溶液等。

(三) 操作方法

1. 供试品溶液的制备　取各品种项下规定量的供试品，加水使溶解成 25 mL(溶液如显碱性，可滴加硝酸使其呈中性)，再加稀硝酸 10 mL，溶液如不澄清，应滤过；置 50 mL 纳氏比色管中，加水使稀释至约 40 mL，摇匀，即得。

2. 对照溶液的制备　取各品种项下规定量的标准氯化钠溶液，置 50 mL 纳氏比色管中，再加稀硝酸 10 mL，加水使稀释至约 40 mL，摇匀，即得。

3. 加比浊剂　于供试品溶液与对照溶液中，分别加入硝酸银试液 1.0 mL，加水稀释至 50 mL，摇匀，在暗处放置 5 min。

4. 比浊　同置黑色背景上，从比色管上方向下观察，比较，即得。

(四) 注意事项

1. 纳氏比色管　纳氏比色管玻璃质量较好，应配对使用，每对比色管不得有色差。

2. 检查　检查时，以 50 mL 中含 50~80 μg 的 Cl 为宜，在此范围内氯化物与硝酸银反应产生的混浊梯度明显，便于比较。因此，在设计检查方法时应根据氯化物的限量考虑供试品的取用量。

3. 稀硝酸作用　消除 CO_3^{2-}、PO_4^{3-}、SO_3^{2-} 等的干扰；加速氯化银沉淀的生成；产生较好的乳浊。

4. 平行操作原则　供试品溶液与对照溶液的操作应同时进行,加入试剂顺序应一致。

5. 供试液不澄清　可预先用含硝酸的水洗净滤纸中的氯化物,再滤过供试液,使其澄清。

6. 供试品有色　可用内消色法处理。

(五)记录与计算

1. 记录　记录供试品取样量,标准氯化钠溶液取用量,操作过程中使用的特殊试剂,试液名称和用量或对检查结果有影响的试剂用量,实验过程中出现的现象及实验结果等。

2. 计算　根据公式4-1或4-2计算取样量或标准溶液的用量。

$$L = \frac{c \times V}{W_s} \times 100\% \quad \text{(式4-1)}$$

$$L = \frac{c \times V}{W_s} \times 10^6 \quad \text{(式4-2)}$$

式中,L 为杂质含量,% 或 mg/kg;c 为标准溶液的浓度,g/mL;V 为标准溶液的体积,mL;W_s 为供试品的重量,g。

(六)结果判定

供试品溶液所显乳光浅于对照液,判为符合规定;深于对照液则判为不符合规定。

★做一做:完成红粉氯化物检测

1. 检验依据　《中国药典》2020年版一部。

本品为红粉(HgO)。【检查】中氯化物取本品0.5 g,加水适量与硝酸3 mL,溶解后,加水稀释至约40 mL,依法检查(通则0801)。如显浑浊,与标准氯化钠溶液3 mL制成的对照液比较,不得更浓(0.006%)。

2. 测定

(1)供试品溶液的制备取红粉0.5 g,加水适量与硝酸3 mL,溶解后,加水成25 mL(溶液如显碱性,可滴加硝酸使其呈中性),再加稀硝酸10 mL,置50 mL纳氏比色管中,加水稀释至约40 mL,摇匀,即得。

(2)对照溶液的制备精密量取3 mL标准氯化钠溶液,置另一50 mL纳氏比色管中,加水适量与硝酸3 mL,再加稀硝酸10 mL,加水稀释至约40 mL,摇匀,即得。

(3)加比浊剂于供试品溶液与对照溶液中,分别加入硝酸银试液1.0 mL,用水稀释成50 mL,摇匀,在暗处放置5 min。

(4)比较同置黑色背景上,从比色管上方向下观察,比浊。

3. 结果　供试品溶液所显乳光浅于对照溶液。

4. 结论　符合规定。

★ 总结提高

氯化物检查：①氯化物检查的原理；②氯化物检查的具体操作方法及注意事项；③红粉中氯化物检查方法。

任务二 重金属检查

情景设定

2012年4月15日,央视《每周质量报告》曝光,河北一些企业用生石灰给皮革废料进行脱色漂白和清洗,随后熬制成工业明胶,卖给浙江新昌县药用胶囊生产企业,最终流向药品生产企业。经调查发现,9家药厂的13个批次药品所用胶囊重金属铬含量超标,其中超标最多的达90多倍。

讨论:①重金属是什么物质?药物中怎么会含有?②重金属超标对人体有危害吗?如何检查重金属是否超出限量?

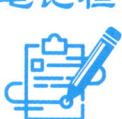

重金属检查法

任务目标

1. 素质目标　通过重金属检查的学习,培养精准、精细、敬业的工匠精神以及按章操作、依规行事的良好习惯。
2. 知识目标　掌握重金属检查法的原理和方法。
3. 技能目标　学会重金属检查法。

任务实施

★查一查

查阅《中国药典》(2020年版)中芒硝检查的相关内容。

【检查】中重金属:取本品2.0 g,加稀醋酸试液2 mL与适量的水溶解使其成25 mL,依法检查(通则0821第一法),含重金属不得超过10 mg/kg。

★学一学:必备知识与原理

《中国药典》规定的重金属检查法中的重金属,是指在规定实验条件下能与硫代乙酰胺或硫化钠作用显色的金属杂质,包括Ag、Pb、Hg、Cu、Cd、Bi、Zn、Co、Ni等。药物生产中,接触铅的机会较多,且铅易积蓄中毒,故《中国药典》规定重金属检查以铅为代表。

重金属检查法动画

为保证药品的安全性,《中国药典》加强了重金属检查力度,对某些中成药尤其是含矿物类中药的品种,规定了重金属检查项目。例如黄连上清丸含重金属不得超过25 mg/kg,地奥心血康含重金属不得超过20 mg/kg。

《中国药典》收载有3种重金属检查法,包括第一法(硫代乙酰胺法)、第二法(炽灼残渣检查法)、第三法(硫化钠法)。检查时,应根据《中国药典》品种项下规定的方法选用。3种方法均是利用重金属离子与显色剂反应生成不溶性的重金属硫化物微粒,比较供试品溶液和标准溶液所生成的重金属硫化物微粒均匀混悬在溶液中所呈现的颜色深浅,判断供试品中重金属的限量是否符合规定。

一、硫代乙酰胺法(第一法)

本法适用于溶于水、稀酸或乙醇的药品,供试品不经有机破坏,在酸性溶液中进行显色,检查重金属。

(一)原理

硫代乙酰胺在弱酸(pH 值 3.5)条件下水解,生成的硫化氢与供试品溶液中重金属离子生成有色的重金属硫化物的均匀混悬液,与一定量标准铅溶液经同法处理所呈颜色进行对照比较,检查供试品中重金属是否超出限度。

$$CH_3CSNH_2 + H_2O \xrightarrow{pH\ 3.5} CH_3CONH_2 + H_2S$$

$$Pb^{2+} + H_2S \xrightarrow{pH\ 3.5} PbS + 2H^+$$

(二)仪器与用具

25 mL 纳氏比色管、分析天平(感量 0.1 mg)、量瓶(100 mL、1 000 mL)、量筒、比色管架、白纸等。

(三)试药与试液

标准铅贮备液、4%硫代乙酰胺水溶液、混合液(由 1 mol/L 氢氧化钠液 15 mL,水 5 mL 及甘油 20 mL 组成)、醋酸盐缓冲液(pH 值 3.5)、维生素 C、盐酸、硝酸铅、硝酸、氨试液、稀焦糖溶液等。

(四)操作方法

取 25 mL 纳氏比色管三支,编号为甲、乙、丙。

甲管:加一定量的标准铅溶液与醋酸盐缓冲液(pH 3.5)2 mL,加水或各品种项下规定的溶剂稀释成 25 mL。

乙管:加入按该品种项下规定的方法制成的供试液 25 mL。

丙管:加入与乙管相同量的供试品,加配制供试品溶液的溶剂适量使其溶解,再加与甲管相同量的标准铅溶液与醋酸盐缓冲液(pH 值 3.5)2 mL 后,用溶剂稀释成 25 mL。

如供试液带颜色,可在甲管中滴加稀焦糖溶液少量或其他无干扰的有色溶液,使其色泽与乙管、丙管一致。

在甲、乙、丙三管中分别加硫代乙酰胺试液(易水解,需临用新配)各 2 mL,摇匀,放置 2 min,同置白纸上,自上向下透视。

(五)注意事项

硫代乙酰胺试液与重金属反应受溶液的 pH 值、硫代乙酰胺试液加入量、显色时间等因素的影响,经实验,本重金属检查选用醋酸盐缓冲液(pH 值 3.5)2 mL 调节 pH 值,显色剂硫代乙酰胺试液用量 2 mL,显色时间为 2 min,是最有利显色反应进行、使呈色最深的条件,故配制醋酸盐缓冲液(pH 值 3.5)时,要用 pH 计调节溶液的 pH 值。应注意控制硫代乙酰胺试液加入量及硫代乙酰胺试液显色剂的显色时间。

为了便于目视比较,标准铅溶液用量以 2.0 mL(相当于 20 μg 的 Pb)为宜,小于 1.0 mL 或大于 3.0 mL,呈色太浅或太深,均不利于目视比较。故在检查时,如供试品的取样量与标准铅溶液的取用量均未指明时,常以标准铅溶液为 2.0 mL 来计算供试品的取样量,并进行试验。

供试品中如含有高铁盐,在弱酸性溶液中会使硫代乙酰胺水解生成的硫化氢进一步氧化析出乳硫,影响检查,加入维生素 C 可将高铁离子还原为亚铁离子而消除干扰。

检查时,标准管(甲管)、供试品管(乙管)与监测管(丙管)应平行操作,同时按顺序加入试剂,试剂加入量、操作条件等应一致。

如在甲管中滴加稀焦糖溶液或其他无干扰的有色溶液,仍不能使颜色一致时,应取样按第二法重新检查。

配制供试液时,如使用的盐酸超过 1 mL(或与盐酸 1 mL 相当的稀盐酸),氨试液超过 2 mL,或加入其他试剂进行处理者,除另有规定外,甲管溶液应取同样同量的试剂置瓷皿中蒸干后,加醋酸盐缓冲液(pH 值 3.5)2 mL 与水 15 mL,微热溶解后,移至纳氏比色管中,加标准铅溶液一定量,再用水或各品种项下规定的溶剂稀释成 25 mL。

(六)记录与计算

1. 记录 记录所采用的方法,供试品取样量,标准铅溶液取样量,操作过程中使用的特殊试剂,试液名称和用量或对检查结果有影响的试剂用量,实验过程中出现的现象及实验结果等。

2. 计算 根据式 4-1 或式 4-2 计算取样量或标准溶液的用量。

(七)结果判定

当丙管中显出的颜色不浅于甲管时,乙管中显出的颜色浅于甲管,判为符合规定。如丙管显出的颜色浅于甲管,试验无效,应取样按第二法重新检查。

★做一做:完成芒硝重金属检测

芒硝为硫酸盐类矿物芒硝族芒硝,经加工精制而成的结晶体。主含含水硫酸钠($NaSO_4 \cdot 10H_2O$)。《中国药典》规定,采用第一法检查重金属。

1. 检验依据 《中国药典》2020 年版一部。

【检查】中重金属取本品 2.0 g,加稀醋酸 2 mL 与适量的水溶解使其成 25 mL,依法检查(通则 0821 第一法),含重金属不得过 10 mg/kg。

2. 检查

(1)标准铅溶液体积计算:

$$V = \frac{L \times Ws}{C} = \frac{10 \times 10^{-6} \times 2.0}{10 \times 10^{-6}} = 2.0(\text{mL})$$

(2)甲、乙、丙管溶液的制备,取配对的 25 mL 纳氏比色管三支,编号为甲、乙、丙。

甲管:加标准铅溶液 2.0 mL,加稀醋酸 2 mL 与醋酸盐缓冲液(pH 值 3.5)2 mL,加水稀释成 25 mL。

乙管:取芒硝 2.0 g,加稀醋酸 2 mL 与适量的水溶解后,加醋酸盐缓冲液(pH 值 3.5)2 mL,再加水稀释成 25 mL。

丙管:取芒硝 2.0 g,加稀醋酸 2 mL 和适量水溶解,再加标准铅溶液 2.0 mL 与醋酸盐缓冲液(pH 值 3.5)2 mL 后,用水稀释成 25 mL。

(3)显色、比较:在甲、乙、丙 3 管中分别加硫代乙酰胺试液各 2 mL,摇匀,放置 2 min,同置白纸上,自上向下透视,比较。

3. 结果　丙管中显出的颜色深于甲管,乙管中显出的颜色浅于甲管。

4. 结论　符合规定。

二、炽灼残渣检查法(第二法)

本法适用于供试品需灼烧破坏,取炽灼残渣项下遗留的残渣,经处理后按第一法进行检查。

(一)原理

取各品种项下规定量的供试品,按炽灼残渣检查法进行炽灼处理,使有机物分解,重金属游离出来。再与硫代乙酰胺水解产生的硫化氢生成有色金属硫化物的均匀混悬液,与一定量标准铅溶液经同法处理所呈颜色进行比较,从而判断供试品中重金属是否超限。大多数中成药采用此法检查重金属。

(二)仪器与用具

25 mL 纳氏比色管、分析天平(感量 0.1 mg)、量瓶(100 mL、1 000 mL)、量筒、比色管架、白纸、恒温水浴锅、高温炉、坩埚、瓷皿等。

(三)试药与试液

硫酸、标准铅贮备液、4% 硫代乙酰胺水溶液、混合液(由 1 mol/L 氢氧化钠液 15 mL、水 5 mL 及甘油 20 mL 组成)、醋酸盐缓冲液(pH 值 3.5)、盐酸、硝酸铅、硝酸、氨试液、酚酞等。

（四）操作方法

1. 编号　取配对的 25 mL 纳氏比色管两支，编号为甲、乙。

2. 乙管　供试品按炽灼残渣检查法处理后，取残留的残渣，或直接取炽灼残渣项下遗留的残渣（如供试品为溶液，则取各品种项下规定量的溶液，蒸发至干，再按上述方法处理后取遗留的残渣），加硝酸 0.5 mL，蒸干，至氧化氮蒸气除尽后（或取供试品一定量，缓缓炽灼至完全炭化，放冷，加硫酸 0.5 ~ 1 mL，使其湿润，用低温加热至硫酸除尽后，加硝酸 0.5 mL，蒸干，至氧化氮蒸气除尽后，放冷，在 500 ~ 600 ℃ 炽灼使完全灰化），放冷，加盐酸 2 mL，置水浴上蒸干后加水 15 mL，滴加氨试液至对酚酞指示液显微粉红色，再加醋酸盐缓冲液（pH 值 3.5）2 mL，微热溶解后，移置纳氏比色管（乙管）中，加水稀释成 25 mL，即得。

3. 甲管　取配制供试品溶液的试剂，置瓷皿中蒸干后，加醋酸盐缓冲液（pH 值 3.5）2 mL 与水 15 mL，微热溶解后，移置纳氏比色管（甲管）中，加标准铅溶液一定量，再用水稀释成 25 mL，即得。

4. 加显色剂　在甲、乙两管中分别加硫代乙酰胺试液（临用前配制）各 2 mL，摇匀，放置 2 min，同置白纸上，自上向下透视，乙管中显出的颜色与甲管比较，不得更深。

（五）注意事项

炽灼温度必须控制在 500 ~ 600 ℃。炽灼温度在 700 ℃ 以上时，多数重金属盐都有不同程度的损失，以铅为例，在 700 ℃ 经 6 h 炽灼，损失达 68%。

炽灼残渣加硝酸处理，是为了使有机物分解破坏完全，必须蒸干，至氧化氮蒸气除尽，否则会使硫代乙酰胺水解生成的硫化氢，因氧化析出乳硫，影响检查。蒸干后残渣加盐酸处理，使重金属转化为氯化物，在水浴上蒸干以去除多余的盐酸。

其他同第一法。

（六）记录与计算

1. 记录　记录所采用的方法，供试品取样量，标准铅溶液取用量，操作过程中使用的特殊试剂，试液名称和用量或对检查结果有影响的试剂用量，实验过程中出现的实验现象及试验结果等。

2. 计算　计算取样量或标准溶液的用量。

（七）结果判定

甲管与乙管比较，乙管显出的颜色浅于甲管，判为符合规定；乙管显出的颜色深于甲管，判为不符合规定。

★做一做

完成注射用双黄连（冻干）重金属检测。

注射用双黄连（冻干）为黄棕色的无定形粉末或疏松固体状物，有引湿性。《中国药典》规定采用第二法对其进行重金属检查。

1. 检验依据　《中国药典》2020年版一部中【处方】连翘、金银花、黄芩。【检查】重金属取本品1.0 g,依法(通则0821第二法)检查,含重金属不得过10 mg/kg。

2. 检查

(1)标准铅溶液用量计算:根据公式计算应取的标准铅溶液的体积。

$$V = \frac{L \cdot W_S}{c} = \frac{10 \times 10^{-6} \times 1.0}{10 \times 10^{-6}} = 1.0(\text{mL})$$

(2)标准溶液、试液的制备:按规定的方法制备。标准铅溶液、硫代乙酰胺试液需临用前配制。

(3)甲、乙管溶液的制备:取25 mL钠氏比色管二支,编号为甲、乙。

乙管:取本品1.0 g,混合均匀,置于已炽灼至恒重的坩埚内,精密称定,置电炉上缓缓灼烧(应避免供试品受热骤然膨胀或燃烧而逸出),炽灼至供试品全部炭化呈黑色,并不冒浓烟,放冷至室温,滴加硫酸0.5~1.0 mL,使恰湿润,继续在电炉上加热至硫酸蒸气除尽后,加硝酸0.5 mL,蒸干,至氧化氮蒸气除尽后,放冷,将坩埚置高温炉内,坩埚盖斜盖于坩埚上,在500~600 ℃炽灼,使完全灰化,放冷,加盐酸2 mL,置水浴上蒸干后加水15 mL,滴加氨试液至对酚酞指示液显微粉红色,再加醋酸盐缓冲液(pH值3.5)2 mL,微热溶解后,移置乙管中,加水稀释成25 mL,即得。

甲管:取配制供试品溶液的试剂(硫酸、盐酸、氨试液、酚酞指示液),置瓷皿中蒸干后,加醋酸盐缓冲液(pH值3.5)2 mL与水15 mL,微热溶解后,移置甲管中,加标准铅溶液1.0 mL,再用水稀释成25 mL,即得。

(4)显色比较:在甲、乙两管分别加硫代乙酰胺试液各2 mL,摇匀,放置2 min,同置白纸上,自上向下透视。

3. 结果　乙管显出的颜色浅于甲管。

4. 结论　符合规定。

三、硫化钠法(第三法)

本法适用于检查能溶于碱而不溶于稀酸(或在稀酸中即生成沉淀)的药品中的重金属限量检查。

(一)原理

在碱性条件下,某些重金属的溶解度增大,滴加硫化钠试液,可与重金属离子生成有色硫化物的均匀混悬液,与一定量标准铅溶液经同法处理所呈颜色进行对比,检查供试品中重金属是否超出限度。

(二)仪器与用具

25 mL纳氏比色管、分析天平(感量0.1 mg)、量瓶(100 mL、1 000 mL)、量筒、比色管架、白纸等。

(三)试药与试液

标准铅贮备液、氢氧化钠试液、硫化钠等。

(四)操作方法

1. 编号 取 25 mL 纳氏比色管两支,编号为甲、乙。

2. 乙管 除另有规定外,取规定量的供试品置乙管中,加氢氧化钠试液 5 mL 使溶解,再加水稀释使其成 25 mL。

3. 甲管 取一定量的标准铅溶液置甲管中,加氢氧化钠试液 5 mL 并加水使其成 25 mL。

4. 比较 在甲、乙两管中分别加硫化钠试液 5 滴,摇匀,同置白纸上,自上向下透视,乙管中显出的颜色与甲管比较,不得更深。

(五)注意事项

如供试品自身为金属盐,检查这类药品中的重金属时,必须先将供试品本身的金属离子除去,再进行检查。例如铁盐,利用 Fe^{3+} 在一定浓度的盐酸中形成 $HFeCl_6^{2-}$,用乙醚提取除去,再调节供试液至碱性,用氰化钾试液掩蔽微量的铁后进行检查。

药品本身生成的不溶性硫化物,影响重金属检查,可加入掩蔽剂以避免干扰。其他同第一法。

(六)记录与计算

1. 记录 记录所采用的方法、供试品取样量、标准铅溶液取用量、操作过程中使用的特殊试剂、试液名称和用量或对检查结果有影响的试剂用量、实验过程中出现的现象及实验结果等。

2. 计算 根据公式计算取样量或标准溶液的用量。

(七)结果判定

甲管与乙管比较,乙管显出的颜色不深于甲管,判为符合规定;乙管显出的颜色深于甲管,判为不符合规定。

★ 总结提高

重金属检查:①重金属检查的原理;②重金属检查的具体操作方法及注意事项;③重金属检查法主要有硫代乙酰胺法、炽灼残渣检查法和硫化钠法。

砷盐检查法

任务三 砷盐检查

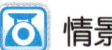 情景设定

2014年广东省食品药品监督管理局第三季度在广东组织药品质量抽查检验,抽检结果显示,福建某药业有限公司生产的黄连上清片(0.3 g/片),普遍被检出性状不合格或者砷盐含量超标。

讨论:①中药制剂中的砷盐从何而来?为什么要检查?②如何才能得知中药制剂中的砷盐含量超标?

 任务目标

1. 素质目标 通过砷盐检查的学习,培养精准、精细、敬业的工匠精神及按章操作、依规行事的良好习惯。
2. 知识目标 掌握砷盐检查法的原理和方法。
3. 技能目标 学会砷盐检查法。

任务实施

★查一查

查阅《中国药典》(2020年版)中黄连上清丸的相关内容。

【检查】重金属:取本品水丸或水蜜丸15 g,研碎,或取大蜜丸或小蜜丸30 g,剪碎。取约1 g,精密称定,照炽灼残渣检查法(通则0841)炽灼至完全灰化。取遗留的残渣,依法检查(通则0821第二法),含重金属不得过25 mg/kg。砷盐:取本品水丸或水蜜丸15 g、大蜜丸5丸、小蜜丸30 g,研碎或剪碎,过二号筛,取1.0 g,称定重量,加无砷氢氧化钙1 g,加少量水,搅匀,烘干,用小火缓缓炽灼至炭化,再在500~600 ℃炽灼至完全灰化(同时作空白,留作标准砷斑用),放冷,加盐酸7 mL使溶解,再加水21 mL,依法检查(通则0822第一法),含砷量不得超过2 mg/kg。

其他应符合丸剂项下有关的各项规定(通则0108)。

★学一学:必备知识与原理

砷盐检查法动画

砷盐检查法是指用于药品中微量砷盐(以As计算)的限量检查方法。

中药制剂的原药材受到环境污染或农药污染而残存砷盐。砷盐毒性极强,危害生命安全。为保证药品的安全性,《中国药典》对某些中药制剂规定了砷盐限量检查项目。例如甘露消毒丸中含砷盐不得超过10 mg/kg,黄连上清丸中含砷盐不得超过2 mg/kg。

《中国药典》收载了两种砷盐检查法:第一法(古蔡氏法),用作药品中砷盐的限量

检查;第二法(二乙基二硫代氨基甲酸银法),既可检查药品中砷盐限量,又可作砷盐的含量测定;两法并列,可根据需要选用。

此外,《中国药典》还规定了三氧化二砷检查。三氧化二砷毒性很强,进入人体后能破坏某些细胞呼吸酶,导致组织细胞不能获得氧气而死亡;还会强烈刺激胃肠黏膜,使黏膜溃烂、出血;亦可破坏血管,发生出血,破坏肝脏,严重的会因呼吸和循环衰竭而死。检查中,通常加入稀盐酸使砷转化为 As^{3+},再参照砷盐检查法进行限量检查。

$$As_2O_3 + 6HCl = 2AsCl_3 + 3H_2O$$

一、古蔡氏法(第一法)

(一)原理

古蔡氏法是利用金属锌与酸作用产生新生态的氢与药品中微量亚砷酸盐(AsO_3^{3-})反应生成具有挥发性的砷化氢(AsH_3),遇溴化汞($HgBr_2$)试纸产生黄色至棕色的砷斑,与同一条件下与定量标准砷溶液所产生的砷斑比较,以判定砷盐的限量。

$$AsO_3^{3-} + 3Zn + 9H^+ \rightarrow AsH_3 + 3Zn^{2+} + 3H_2O$$
$$AsH_3 + 2HgBr_2 \rightarrow 2HBr + AsH(HgBr)_2 (黄色)$$
$$AsH_3 + 3HgBr_2 \rightarrow 3HBr + As(HgBr)_3 (棕色)$$

五价砷在酸性溶液中也可被金属锌还原为砷化氢,但速度比三价砷慢。为了防止五价砷的存在影响测定结果的稳定性,必须加入碘化钾、酸性氯化亚锡还原剂,将五价砷还原为三价砷。

$$AsO_4^{3-} + 2I^- + 2H^+ \rightarrow AsO_3^{3-} + I_2 + H_2O$$
$$AsO_4^{3-} + Sn^{2-} + 2H^+ \rightarrow AsO_3^{3-} + Sn^{4+} + H_2O$$
$$I_2 + Sn^{2+} \rightarrow 2I^- + Sn^{4+}$$
$$4I^- + Zn^{2+} \rightarrow [ZnI_4]^{2-}$$

(二)仪器与用具

古蔡氏法检查砷装置(图 4-1)、分析天平(感量 0.01 mg)、恒温水浴锅、高温炉、坩埚、干燥器、量瓶(100 mL、1 000 mL)、量筒、定量滤纸等。

古蔡氏法检查砷装置中,有机玻璃旋塞 D 和 E 的孔径应与导气管 C 内径一致,以免生成的色斑直径不同,影响比色的准确度;B 磨口塞,C 管顶端与 D、E 有机玻璃旋塞塞盖间应紧密吻合,以防砷化氢泄漏。

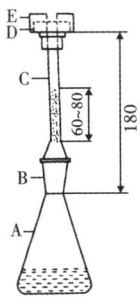

图 4-1 古蔡氏法检查砷装置示意

(三)试药与试液

碘化钾试液、酸性氯化亚锡试液、乙醇制溴化汞试液、锌粒、盐酸、醋酸铅棉花、变色硅胶、20%氢氧化钠溶液等。

(四)操作方法

1. 标准砷斑制备 装置的准备:取醋酸铅棉花适量(60~100 mg)撕成疏松状,每次少量,用细玻璃棒均匀地装入导气管 C 中,松紧要适度,装管高度为 60~80 mm。用玻璃棒夹取溴化汞试纸 1 片(其大小能覆盖 D 顶端口径而不露出平面外为宜)置旋塞 D 顶端平面上,盖住孔径,盖上旋塞盖 E 并旋紧。

标准砷斑制备精密量取标准砷溶液 2 mL,置 A 瓶中,加盐酸 5 mL 与水 21 mL,再加碘化钾试液 5 mL 与酸性氯化亚锡试液 5 滴,在室温放置 10 min 后,加锌粒 2 g,立即将准备好的导气管 C 密塞于 A 瓶上,并将 A 瓶置 25~40 ℃水浴中,反应 45 min,取出溴化汞试纸,即得。若供试品需经有机破坏后检查,则应精密量取标准砷溶液 2 mL 代替供试品,照该药品正文项下规定的方法处理后,依法制备标准砷斑。

2. 检查法 取按各品种项下规定方法制成的供试液,置 A 瓶中,照标准砷斑的制备,自"再加碘化钾试液 5 mL"起依法操作。将生成的砷斑与标准砷斑比较,即得。

(五)注意事项

所用仪器和试液等照本法检查,均不应生成砷斑,或经空白试验至多生成仅可辨认的斑痕。

新购置的仪器装置,在使用前应检查是否符合要求。可将所使用的仪器装置依法制备标准砷斑,所得砷斑应呈色一致。同一套仪器应能辨别出标准砷溶液 1.5 mL 与 2.0 mL 所呈砷斑的深浅。

制备标准砷斑或标准砷对照液,应与供试品检查同时进行。因砷斑不稳定,反应中应保持干燥及避光,并立即比较。标准砷溶液应于实验当天配制,标准砷贮备液存放时间一般不宜超过 1 年。

古蔡氏法反应灵敏度约为 0.75 μg(以 As 计),砷斑色泽的深度随砷化氢的量而定,《中国药典》规定标准砷斑为 2 mL 标准砷溶液(相当于 2 μg 的 As)所形成的色斑,此浓度得到的砷斑色度适中,清晰,便于分辨。供试品规定含砷限量不同时,采用改变供试品取用量的方法来适应要求,而不采用改变标准砷溶液取量的办法。

如供试品中存在锑盐,将干扰砷盐检查,所以本法不适用供试品为锑盐的砷盐检查。

供试品和锌粒中可能含有少量硫化物,在酸性溶液中产生 H_2S 气体,干扰实验,故用醋酸铅棉花吸收除去 H_2S;因此,导气管中的醋酸铅棉花,要保持疏松、干燥,不要塞入近下端。

浸入乙醇制溴化汞试液的滤纸必须选用质量较好、组织疏松的中速定量滤纸;溴化汞试纸一般宜新鲜制备。

锌粒大小影响反应速度,为使反应速度及产生砷化氢气体适宜,需选用粒径为 2 mm 左右的锌粒。

如供试品为铁盐,需先加酸性氯化亚锡试液,将高铁离子还原为低价铁而除去干扰。如枸橼酸铁铵的砷盐检查。

中药材、中药制剂和一些有机药物中的砷因与杂环分子可能以共价键结合,需先行有机破坏,否则检出结果偏低或难以检出。有机破坏时,所用试剂的含砷量如超过 1 μg,除另有规定外,应取同量的试剂加入标准砷溶液一定量,按供试品同样处理,制备标准砷斑,再与供试品所生成砷斑的颜色比较。

(六)记录与计算

1. 记录　记录采用的方法,供试品取样量,标准砷溶液取用量,操作过程,使用特殊试剂、试液的名称和用量,实验过程中出现的现象及实验结果等。

2. 计算　根据公式计算供试品的用量。

(七)结果判定

供试品生成的砷斑颜色比标准砷斑浅,判为符合规定;否则,判为不符合规定。

★ 做一做

完成黄连上清丸砷盐检测。

黄连上清丸由黄连、栀子、连翘、防风、石膏等 17 味中药制成,《中国药典》规定采用第一法对其进行砷盐检查。

1. 检验依据　《中国药典》2020 年版一部中:

【处方】黄连 10 g,栀子(姜制)80 g,连翘 80 g,炒蔓荆子 80 g,防风 40 g,荆芥穗 80 g,白芷 80 g,黄芩 80 g,菊花 160 g,薄荷 40 g,酒大黄 320 g,黄柏(酒炒)40 g,桔梗 80 g,川芎 40 g,石膏 40 g,旋覆花 20 g,甘草 40 g。

【检查】砷盐　取本品水丸或水蜜丸 15 g、大蜜丸 5 丸、小蜜丸 30 g,研碎或剪碎,过二号筛,取 1.0 g,称定重量,加无砷氢氧化钙 1 g,加少量水,搅匀,烘干,用小火缓缓炽灼至炭化,再在 500~600 ℃炽灼至完全炭化(同时做空白,留作标准砷斑用),放冷,加盐酸 7 mL 使其溶解,再加水 21 mL,依法检查(通则 0822 第一法),含砷量不得超过 2 mg/kg。

2. 检查

(1)装置的准备,准备两套。

(2)样品砷斑的制备:取本品 15 g,研碎,过二号筛,取 1.0 g,称定重量。加无砷氢氧化钙 1 g,加少量水,搅匀,烘干,用小火缓缓炽灼至炭化,再在 500~600 ℃炽灼至完全炭化,放冷,加盐酸 7 mL 使其溶解后,置 A 瓶中,再加水 21 mL,加碘化钾试液 5 mL 与酸性氯化亚锡试液 5 滴,在室温放置 10 min 后,加锌粒 2 g,立即将已装入醋酸铅棉花的导管 C 与已于旋塞 D 的顶端平面上放上一片溴化汞试纸,盖上旋塞 E,密塞于 A 瓶中,并将 A 瓶置 25~40 ℃水浴中反应 45 min,取出溴化汞试纸,即得供试品砷斑。

(3)标准砷斑制备 精密量取标准砷溶液 2 mL,置坩埚中,照供试品砷斑的制备,自"加无砷氢氧化钙 1 g"起依法操作,即得。

3. 结果 供试品生成的砷斑颜色比标准砷斑浅。

4. 结论 符合规定。

二、二乙基二硫代氨基甲酸银法(第二法)

本法既可以检查药品中砷盐限量,又可以测定砷盐的含量。

(一)原理

利用金属锌与酸作用产生新生态氢,与药品中的微量亚砷酸盐反应生成具有挥发性的砷化氢,用二乙基二硫代氨基甲酸银试液吸收,使二乙基二硫代氨基甲酸银还原生成红色胶态银,与同条件下一定量标准砷溶液所产生的红色胶态银进行比较,判定砷盐的含量是否超出限度;或在 510 nm 处测其吸光度计算砷盐的含量。

(二)仪器与用具

检砷装置、分析天平(感量 0.1 mg)、恒温水浴锅、高温炉、坩埚、干燥器、量瓶(100 mL、1000 mL)、量筒、定量滤纸、恒温干燥箱(精确±1 ℃)。

(三)试药与试液

标准砷溶液、盐酸、锌粒、碘化钾试液、酸性氯化亚锡试液、醋酸铅棉花、二乙基二硫代氨基甲酸银试液、三氯甲烷等。

(四)操作方法

1. 标准砷对照液的制备

(1)精密量取标准砷溶液 2 mL,置 A 瓶中,加盐酸 5 mL 与水 21 mL,再加碘化钾试液 5 mL 与酸性氯化亚锡试液 5 滴,在室温放置 10 min 后,加锌粒 2 g,立即将导气管 C 与 A 瓶密塞,使生成的砷化氢气体导入 D 管中,并将 A 瓶置 25~40 ℃水浴中反应 45 min,取出 D 管,添加三氯甲烷至刻度,混匀,即得。

(2)若供试品需经有机破坏后再行检砷,则应取标准砷溶液代替供试品,照各品种项下规定的方法同法处理后,依法制备标准砷对照液。

2. 检查法 取照各品种项下规定方法制成的供试品溶液,置 A 瓶中,照标准砷对照液的制备,自"再加碘化钾试液 5 mL"起,依法操作。将所得溶液与标准砷对照液同置白色背景上,从 D 管上方向下观察、比较,所得溶液的颜色不得比标准砷对照液更深。必要时,可将所得溶液转移至 1 cm 吸收池中,照紫外-可见分光光度法(通则 0401)在 510 nm 波长处以二乙基二硫代氨基甲酸银试液作空白,测定吸光度,与标准砷对照液按同法测得的吸光度比较,即得。

(五)注意事项

(1)制备标准砷对照液,应与供试品检查同时进行。

(2)本法所用锌粒应无砷,以能通过一号筛的细粒为宜,如使用的锌粒较大时,用量应酌情增加,反应时间亦应延长为 1 h。

(3)醋酸铅棉花是取脱脂棉 1.0 g,浸入醋酸铅试液与水的等容混合液 12 mL 中,湿透后,挤压除去过多的溶液,并使之疏松,在 100 ℃ 以下干燥后,贮于玻璃塞瓶中备用。

(六)记录与计算

1. 记录 记录采用的方法、供试品取样量、标准砷溶液取用量、操作过程、使用特殊试剂、试液的名称和用量、实验过程中出现的现象及实验结果等。

2. 计算 根据公式计算供试品的用量。

(七)结果判定

供试液所得的颜色比标准砷对照液浅,判为符合规定;或在 510 nm 波长处测得吸光度小于标准砷对照液的吸光度,判为符合规定;否则,判为不符合规定。

★总结提高:重金属检查

(1)重金属检查的原理。
(2)重金属检查的具体操作方法及注意事项。
(3)重金属检查法主要有古蔡氏法二乙基二硫代氨基甲酸银法。

任务四　灰分检查

情景设定

灰分检查法包括总灰分检查法和酸不溶性灰分检查法。

植物药、动物药经粉碎后,高温炽灼至灰化,在这个过程中,有机物全部氧化分解成二氧化碳、水蒸气等气体而逸出,而无机物成为灰烬而残留,称为总灰分。其中来源于药品本身含有的各种盐类灰分,如夏枯草中的钾盐、大黄中的草酸钙等,这部分灰分称为生理灰分。同一种中药材或制剂,在没有外来掺杂物时,一般总灰分的含量范围是一定的,在此含量范围内灰分不属于杂质。如果总灰分超过限度范围,则可能掺有外来杂质,最常见的是泥土、砂石等。因此,灰分检查对于保证药品品质和洁净度有着重要意义,《中国药典》对某些药材特别是根类药材及其制剂规定了此项目。

任务目标

1. 素质目标　树立"质量第一"意识。
2. 知识目标　掌握灰分检查法的分类及计算方法。
3. 技能目标　能进行灰分检查,并能根据《药品记录与数据管理要求》,正确填写检验原始记录及检验报告书。

任务实施

★查一查

查阅《中国药典》2020年版九味羌活丸检查项下内容,检查该药物中的总灰分和酸不溶性灰分的要求是什么。

★学一学：必备知识与原理

一、总灰分检查法

供试品在500～600 ℃高温炽灼,使其中有机物质完全分解逸出,而无机成分生成灰分残渣,根据残渣重量,即可计算出供试品中的总灰分的含量。

(一)仪器与用具

标准筛(二号筛)、分析天平(分度值0.1 mg)、高温炉、恒温干燥箱、坩埚等。

(二)试药与试液

10%硝酸铵溶液、变色硅胶(干燥剂)等。

(三)操作方法

1. 测定方法　测定用的供试品须粉碎,能通过二号筛,混合均匀后,取供试品 2~3 g(如须测定酸不溶性灰分,可取供试品 3~5 g),置炽灼至恒重的坩埚中,称定重量(准确至 0.01 g),缓缓炽热,注意避免燃烧,至完全炭化时,逐渐升高温度至 500~600 ℃,使完全灰化并至恒重。根据残渣重量,计算供试品中总灰分的含量(%)。

如供试品不易灰化,可将坩埚放冷,加热水或 10%硝酸铵溶液 2 mL,使残渣湿润,然后置水浴上蒸干,残渣照前法炽灼,至坩埚内容物完全灰化。

2. 注意事项

(1)洗净的应在 500~600 ℃的高温炉内灼烧至恒重。

(2)测定前检查干燥器的清洁卫生和密封性。

(3)严格控制灰化温度。

(4)移动应使用钳或厚纸条,不得徒手操作,灰分极易吸水,冷却及称重时应盖严盖,迅速称重。

(5)测定过程中,实验人员不得离去,并应注意防止供试品燃烧及其他事故。

(四)记录与计算

1. 记录　记录炽灼温度、空坩埚恒重值、供试品的称量、炽灼后残渣与坩埚的恒重值等。

2. 计算

$$总灰分 = W/Ws \times 100\%$$

式中,W 为总灰分重量,g;Ws 为供试品重量,g。

(五)结果判定

计算结果按有效数字修约规则修约,使与标准中规定限度有效数位一致,实测数值在规定范围内,判为符合规定;否则,判为不符合规定。

二、酸不溶性灰分检查法

有些中药及其制剂的生理灰分本身差异较大,特别是组织中含草酸钙较多的中药材,如大黄的总灰分因生长条件不同可以从 8%~20%,这种情况下,测定总灰分就很难说是否有过多的外来泥沙等杂质,因此,《中国药典》对该类药物规定了酸不溶性灰分测定。

酸不溶性灰分是指总灰分加盐酸处理后,得到的不溶于盐酸的灰分。由于草酸钙等生理灰分可溶于稀盐酸,而泥沙(主要为硅酸盐)等外来无机杂质难溶于稀盐酸,因此,对于生理灰分含量差异较大特别是在组织中含草酸钙较多的中药(例如大黄)以及中药制剂,酸不溶性灰分能更准确地反映其中泥沙等杂质的掺杂程度。

(一)仪器与用具

标准筛(二号筛)、分析天平(分度值 0.1 mg)、高温炉、恒温干燥箱(精确至±1℃)、坩埚、干燥器、表面皿、恒温水浴锅、无灰滤纸等。

(二)试药与试液

10%硝酸溶液、变色硅胶(干燥剂)、稀盐酸(取盐酸 234 mL,加水稀释至 1 000 mL 即得)、0.1 mol/L 硝酸银溶液等。

(三)操作方法

1. 测定方法　按上述总灰分测定法测定供试品的总灰分。取所得的灰分,在坩埚中小心加入稀盐酸约 10 mL,用表面皿覆盖坩埚,置水浴上加热 10 min,表面皿用热水 5 mL 冲洗,洗液并入坩埚中,用无灰滤纸滤过,坩埚内的残渣用水洗于滤纸上,并洗涤至洗液不显氯化物反应为止。滤渣连同滤纸移置同一坩埚中,干燥,炽灼至恒重。根据残渣重量,计算供试品中酸不溶性灰分的含量(%)。

2. 注意事项　同"总灰分检查"。

(四)记录与计算

1. 记录　记录炽灼温度、空坩埚恒重值、供试品的称量、炽灼后残渣与坩埚的恒重值等。

2. 计算

$$酸不溶性灰分 = W/W_S \times 100\%$$

式中,W 为总灰分重量,g;W_S 为供试品重量,g。

★练一练

根据学习内容,完成自我评价(表 4-1)。

表 4-1　九味羌活丸总灰分和酸不溶性灰分任务评价表

班级:　　　　姓名:　　　　学号:

序号	评价内容	评价标准	分值	得分
1	粉碎,过筛,取供试品	过二号筛,取供试品 3~5 g	5	
2	恒重的坩埚	精密称量恒重坩埚的质量	10	
3	供试品和恒重坩埚的质量	精密称量供试品和恒重坩埚的质量	5	
4	炭化	缓缓炽热,避免燃烧,完全炭化	10	
5	升高温度	温度为 500~600 ℃	10	
6	恒重	精密称量炭化后供试品和坩埚的质量	10	

续表4-1

序号	评价内容	评价标准	分值	得分
7	总能灰分含量	计算公式正确	10	
8	上述灰分处理	加入稀盐酸10 mL,用表面皿覆盖坩埚,水浴加热10 min,表面皿用热水5 mL冲洗,洗涤入坩埚	10	
9	滤过	无灰滤纸,坩埚内的残渣水洗于滤纸上	10	
10	洗涤	洗涤至洗液不显氯化物为止	5	
11	恒重	滤液同滤纸转移至同一坩埚中,干燥、炽灼至恒重	10	
12	酸不溶性灰分含量	计算代入数据正确	5	
		总分	100	

★ **总结提高**

（1）洗净的坩埚应在500～600 ℃的高温炉内灼烧至恒重。
（2）测定前检查干燥器的清洁卫生和密封性。
（3）严格控制灰化温度。
（4）移动坩埚应使用坩埚钳或厚纸条,不得徒手操作,灰分极易吸水,冷却及称重时应盖严坩埚盖,迅速称重。
（5）测定过程中,实验人员不得离去,并应注意防止供试品燃烧及其他事故。

项目小结

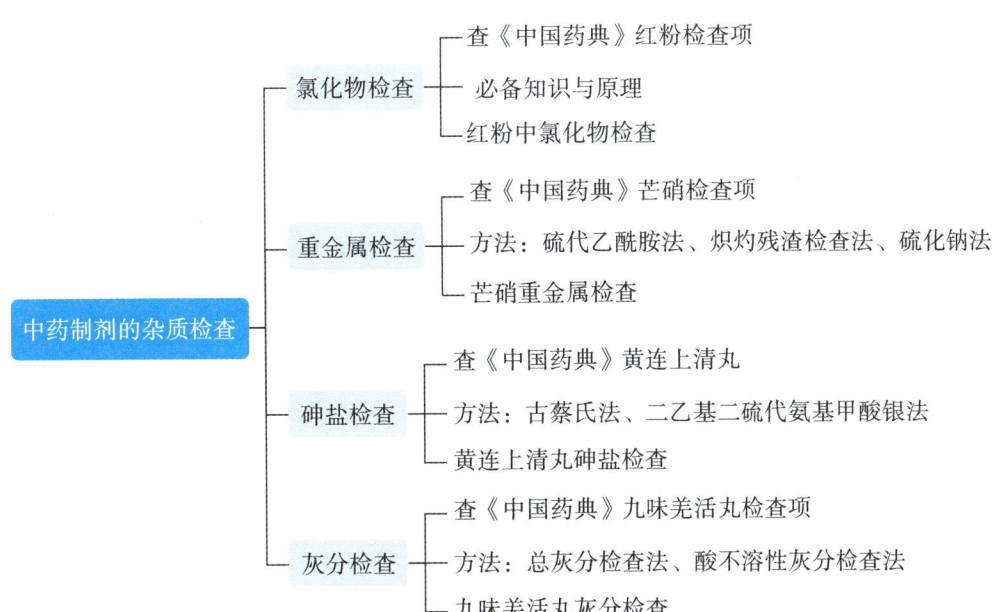

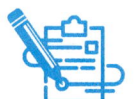

目标检测

一、单项选择题

1. 一般杂质的检查方法均在《中国药典》（　　）加以规定。
   A. 一部　　　　　　　　　B. 二部
   C. 三部　　　　　　　　　D. 四部

2. 特殊杂质的检查方法列入《中国药典》（　　）检查项下。
   A. 凡例　　　　　　　　　B. 品名目次
   C. 正文　　　　　　　　　D. 索引

3. 杂质限量是指药品中所含杂质的（　　）
   A. 最大允许量　　　　　　B. 最小允许量
   C. 含量　　　　　　　　　D. 含量范围

4. 肉桂油中重金属检查：取肉桂油10 mL，加水10 mL与盐酸1滴，振摇后，通硫化氢气使饱和，水层与油层均不得变色。该杂质检查方法为（　　）
   A. 目视比色法　　　　　　B. 目视比浊法
   C. 含量测定法　　　　　　D. 灵敏度法

5. 重金属检查中，供试品中如含高铁盐可加入（　　）将高铁离子还原成为亚铁离子而消除干扰。
   A. 维生素C　　　　　　　B. 硫化钠
   C. 盐酸　　　　　　　　　D. 硫酸

6. 取每1 mL相当于0.01 mg Pb的标准铅液1 mL，取供试品2 g，用相同的方式制成的溶液遇硫代乙酰胺显相同的颜色，则供试品中重金属的限量是（　　）
   A. 5 mg/kg　　　　　　　B. 20 mg/kg
   C. 10 mg/kg　　　　　　D. 2 mg/kg

7. 某药品的重金属限量规定为不得超过10 mg/kg，取供试品2 g，则应取标准铅溶液多少毫升（每1 mL标准铅溶液相当于10 μg Pb）（　　）
   A. 0.20　　　　　　　　　B. 2.0
   C. 3.0　　　　　　　　　　D. 4.0

8. 下列不属于一般杂质的是（　　）
   A. 重金属　　　　　　　　B. 泥沙
   C. 乌头碱　　　　　　　　D. 砷盐

9. 灰分测定法中炽灼的温度为（　　）
   A. 500 ℃　　　　　　　　B. 600 ℃
   C. 700 ℃　　　　　　　　D. 500～600 ℃

10. 《中国药典》对某些药材尤其是（　　）及其制剂规定了总灰分限量检查。
    A. 根类　　　　　　　　　B. 花类
    C. 叶类　　　　　　　　　D. 果实类

11.酸不溶性灰分检查中所选择的滤纸是( )
    A. 无灰滤纸　　　　　　　　B. 慢速定性滤纸
    C. 中速定性滤纸　　　　　　D. 快速定性滤纸

12.氯化物检查中,以下哪项不是加入稀硝酸的目的( )
    A. 加速氯化银沉淀的形成
    B. 避免氧化银沉淀的形成
    C. 除去 CO_3^{2-}、SO_3^{2-}、$C_2O_4^{2-}$、PO_4^{3-} 的干扰
    D. 使有机氯转变为无机氯

13.砷盐检查法中醋酸铅棉花的作用是( )
    A. 使 AsH_3 匀速通过　　　　B. 形成砷斑
    C. 吸收除去 H_2S　　　　　D. 控制反应温度

二、多项选择题

1.《中国药典》收载的重金属检查法包括( )
    A. 硫代乙酰胺　　　　　　　B. 炽灼法
    C. 古蔡氏法　　　　　　　　D. 甲苯法
    E. 硫化钠法

2.《中国药典》收载的砷盐检查法包括( )
    A. 硫代乙酰胺法　　　　　　B. 炽灼法
    C. 古蔡氏法　　　　　　　　D. 二乙基二硫代氨基甲酸银法
    E. 硫化钠法

3.属于特殊杂质的是( )
    A. 乌头碱　　　　　　　　　B. 土大黄苷
    C. 猪去氧胆酸　　　　　　　D. 氯化物
    E. 砷盐

三、判断题

1.本身无毒副作用,也不影响药物的稳定性和疗效的物质一定不是杂质。( )

2.药物检查项目中不要求检查的杂质,说明药物中不含此类杂质。( )

3.杂质限量指药物中允许杂质存在的最大量,通常用百分之几或 mg/kg 来表示。( )

4.对于一些易发生变化的制剂,则必须加入一定量的稳定剂,在允许的加入量范围内,不得认为是杂质。但若超过规定量,有可能影响制剂的质量时,则认为杂质存在。( )

5.标准铅溶液应在临用前精密量取标准铅贮备液新鲜稀释配制,以防硝酸铅水解而造成误差。( )

四、简答题

1.什么是杂质?其主要来源有哪些方面?

2.检查重金属时,如供试品有色应如何处理?

3.砷盐检查过程中加入碘化钾和酸性氯化亚锡试液的作用是什么?

项目五　中药制剂的含量测定

色谱分析法是一种同时具有分离和分析功能的方法。它是先将混合物分离,而后进行分析。除具有分离分析功能外,色谱法还具有高灵敏度、高选择性、高效能、分析速度快、应用广等特点。随着色谱技术的飞速发展,特别是高精度色谱仪器的研制,色谱法的应用越来越广。

任务一　紫外-可见分光光度测定

📊 情景设定

紫外-可见分光光度法测定

某供试品规格0.2 g/片,精密称取供试品片粉5.100 2 g,加水适量使其溶解,置100 mL量瓶中,加水稀释至刻度,摇匀;精密量取溶液2 mL置另一100 mL量瓶中,加水稀释至刻度,摇匀;再精密量取稀释后溶液5 mL置另一100 mL量瓶中,加水稀释至刻度,摇匀,照紫外-可见分光光度法(通则0401)在361 nm处测定吸光度0.448。已知主成分的吸收系数($E_{1cm}^{1\%}$)为460,且规定本品应为标示量的93.0%~107.0%。那么本实验中采用何种材质的比色皿?为什么?《中国药典》规定,成方制剂和单味制剂的含量,除另有规定外,一般按每一计量单位(1片、1丸、1袋、1 mL等)的重量计,什么情况下是计算含量(标示量%)?

📊 任务目标

1. **素质目标**　具备"质量第一"的责任意识培养,良好的实验习惯及职业素养,养成严谨扎实、实事求是、精益求精的工作作风。
2. **知识目标**　掌握紫外-可见分光光度法含量测定的方法和要求。
3. **技能目标**　能运用紫外法进行含量测定;能正确记录并处理数据。

任务实施

★查一查

查阅《中国药典》中灯盏细辛注射液,其【含量测定】对照品溶液的制备 取1,3-O-二咖啡酰奎宁酸对照品约10 mg,精密称定,置10 mL量瓶中,加0.01 mol/L碳酸氢钠溶液2 mL,超声处理(功率120 W,频率40 kHz)3 min,放冷,加水至刻度,摇匀;精密量取1 mL,置100 mL量瓶中,加水至刻度,摇匀,即得(每1 mL含1,3-O-二咖啡酰奎宁酸10 μg)。

1. 供试品溶液的制备 精密量取本品1 mL,置200 mL量瓶中,加水稀释至刻度,摇匀,即得。

2. 测定法 分别取对照品溶液和供试品溶液,照紫外-可见分光光度法(通则0401),在305 nm波长处测定吸光度,计算,即得。

★做一做

完成灯盏细辛注射液的含量测定。

(1)查阅标准,设计流程:配制溶液→测定吸光度→计算含量。

(2)检验准备:紫外-可见分光光度仪、容量瓶、移液管、灯盏细辛注射液。

(3)操作要点:①配制供试品溶液;②测定吸光度。

(4)记录数据并计算含量。

(5)结果判断。

(6)检查结论。

★学一学:必备知识与原理

中药制剂的含量测定是指用适当的化学方法或仪器分析方法对制剂中某种(些)有效成分或特征性成分进行定量分析,并以测定结果是否符合药品标准的规定来判断药品质量的优劣,是控制和评价药品质量的重要指标。

《中国药典》一部收载中药制剂1 495种,其中90%以上的品种有含量测定指标,特别是处方中有化学药的中药制剂,则一定有含量测定项目,部分中药制剂进行了多药味、多成分的检测。

《中国药典》一部含量测定方法应用情况见表5-1,由于中药制剂组成复杂,所以仪器分析法更为常用。

一、简述

紫外-可见分光光度法(UV-Vis)是在190~800 nm波长范围内测定物质的吸光度,用于鉴别、杂质检查和定量测定的方法。具有灵敏度高、准确、仪器设备简单、操作简便等优点。但本法不具有分离功能,故常用于总成分的测定。

在中药检验领域,含量测定方法一般包括对照品比较法、吸收系数法和比色法3种。

表5-1 《中国药典》一部含量测定方法

类别	分析方法	品种数	新增品种数
仪器分析法	高效液相色谱法	1 276	425
	气相色谱法	58	19
	薄层扫描法	46	1
	紫外-可见分光光度法	19	4
	原子吸收分光光度法	3	1
化学分析法	滴定分析	30	2
	氮测定法	14	4
	挥发油测定法	4	0
	重量法	3	0
	鞣质测定法	1	0

(一)对照品比较法

按各品种项下的方法,分别配制供试品溶液和对照品溶液,对照品溶液中所含被测成分的量应为供试品溶液中被测成分规定量的100%±10%,所用溶剂应完全一致,在规定波长处测定供试品溶液和对照品溶液的吸光度,计算药物含量。

《中国药典》一部中灯盏细辛注射剂(总咖啡酸酯)、益气维血颗粒(Fe)等中药制剂采用本法测定。

(二)吸收系数法

按药品标准规定的方法配制供试品溶液,不需对照品,在规定波长处测定吸光度,根据药品标准规定的被测成分的百分吸收系数($E_{1\ cm}^{1\%}$),计算供试品的含量。

用本法测定时,吸收系数通常应大于100,并注意仪器的校正和检定。

此法在中药制剂中应用少,但在化学药品检测中常用。

(三)比色法

供试品本身在紫外-可见光区没有强吸收,或在紫外光区虽有吸收但为了避免干扰或提高灵敏度,可加入适当的显色剂,使反应产物的最大吸收移至可见光区,这种测定方法称为比色法。根据药物的性质,比色法又包括对照品比较法和标准曲线法。

1.对照品比较法 测定时由于影响显色深浅的因素较多,应取供试品与对照品或标准品同时操作。除另有规定外,比色法所用的空白是指用同体积的溶剂代替对照品或供试品溶液,然后依次加入等量的相应试剂,并用同样方法处理。在规定的波长处测定对照品和供试品溶液的吸光度后,计算供试品浓度。

如黄杨宁片中环维黄杨星 D 的测定就采用此法。

2. 标准曲线法 当吸光度和浓度关系不呈良好线性时,应取数份梯度量的对照品溶液,用溶剂补充至同一体积,显色后测定各份溶液的吸光度,然后以吸光度与相应的浓度绘制标准曲线,再根据供试品的吸光度在标准曲线上查得其相应的浓度,并求出其含量。

本法多用于可见分光光度法,主要用于总成分的含量测定,适用于批量样品的分析,当仪器和测定条件固定时,曲线可多次使用。测定成分及部分相关药物应用情况见表 5-2。

表 5-2 测定成分及部分相关药物应用情况

测定成分	有关药物
总黄酮	小儿七星茶口服液、汉桃叶片、独一味胶囊(片)、夏枯草口服液、垂盆草颗粒、消咳喘糖浆等
(总)生物碱	风湿骨痛胶囊、华山参片、产康复颗粒等
硫酸亚铁	新血宝胶囊、复方皂矾丸等
酸性羧甲基纤维素酶活力	猴头健胃灵片、猴头健胃灵胶囊等
姜黄素类化合物	降脂通络软胶囊等
西洋参茎叶总皂	心悦胶囊等

(1)绘制标准曲线(又称工作曲线) 按各品种项下规定的方法,配制一系列不同浓度(C_i)的对照品溶液(5~7份),在相同条件下分别测其吸光度(A_i),以吸光度 A 为纵坐标,浓度 C 为横坐标绘制 A-C 曲线,即得标准曲线(又称工作曲线)。

(2)测定 按各品种项规定的方法,配制供试品溶液,在相同条件下测定供试品溶液的 A 值,从标准曲线上查出与之对应的浓度,即可求出被测成分的浓度。也可将一系列对照品溶液的浓度与相应的吸光度进行一元线性回归,求出回归方程(相关系数 $r \geq 0.999$),将供试品溶液的吸光度代入回归方程,计算出被测成分的浓度。

二、方法

(一)仪器与用具

紫外-可见分光光度计(光源、单色器、吸收池、检测器、记录仪)、分析天平(0.1 mg、0.01 mg、0.001 mg)、具塞锥形瓶、量瓶、滤纸、研钵、分液漏斗、烧杯、量杯等。

(二)试液与试药

按各品种项下的规定准备相应的试液与试药。

(三)操作方法

1.溶液的制备 按各品种项下规定的方法配制溶液。供试品溶液应配制2份,若为对照品比较法,则对照品溶液也应配制2份。

2.吸光度的测定 包括仪器的校正和检定、吸光度准确度的校正、溶剂要求等。紫外-可见分光光度计的操作,以型号TU-1800为例。

(1)仪器接通电源,预热,完成仪器各部件自检过程。

(2)根据测定波长,选择相应光源,继续预热(不同型号仪器在操作顺序上略有差别)。

(3)根据实验测定需要选择测定方式(定性:光谱扫描;定量:光度测量Abs)。

(4)参数设置(光谱扫描:扫描区段;光度测量:测量波长)。

(5)试样设置(吸收池个数,是否需要空白校正),吸收池放入配对的相应的比色皿(石英材质或玻璃材质)。

(6)校零(光谱扫描:基线校正;光度测量:"Auto Zero"):将空白液置于相应的其中一个比色皿中,再放入吸收池中,盖上吸收池盖子,按"Auto Zero",将供试溶液置于另一比色皿中同置吸收池中。

(7)测定(测量):按"Start"键,记录下数据。

(8)取出比色皿,测量第二个样品光度时,只需将样品液倒入供试品比色皿中放入吸收池中,空白相同时,第一个比色皿不必变化,盖上吸收池盖子,按"Auto Zero",再按"Start"键即可,记录数据。

(9)测定完毕,取出比色皿,关机,登记仪器使用记录。

不同型号的紫外-可见分光光度计操作方法与要求亦有所不同,使用前应详细阅读使用说明书。

(四)注意事项

注意事项包括仪器(量瓶、移液管、吸收池)、称量等。

(五)记录

除按一般药品检验记录的要求记录外,应注明仪器型号、检查溶剂是否符合要求的数据、吸收池的配对情况、供试品与对照品的称量(平行试验各2份)及溶解和稀释情况,核对供试品溶液的最大吸收峰波长是否正确、狭缝宽度、测定波长及其吸光度值(或附仪器自动打印记录)、计算式及结果。必要时应记录仪器的波长校正情况。

(六)计算

1.浓度计算

(1)对照品比较法包括对照品比较法和比色法中的对照品比较法。

$$c_{供} = c_{对} \cdot \frac{A_{供}}{A_{对}} \qquad (式5-1)$$

式中,$c_{供}$为供试品溶液的浓度;$A_{供}$为供试品溶液的吸光度;$A_{对}$为对照品溶液的吸光度;$c_{对}$为对照品溶液的浓度。

(2)吸收系数法

$$c_{供} = \frac{A_{供}}{E_{1\ cm}^{1\%} \cdot L} \cdot 1\%$$
(式5-2)

式中,C 供为供试品溶液的浓度,g/mL;A 供为供试品溶液的吸光度;$E_{1\ cm}^{1\%}$ 为被测物质的百分吸收系数,g/100 mL;L 为液层厚度,cm。

2.含量计算 以原料(固体)、固体制剂和液体制剂为例,含量计算公式见表5-3。本表计算公式适用于仪器分析法。

表5-3 仪器分析法部分含量计算公式

药物	含量计算公式及符号含义	含量表示形式
固体原料	含量 $= \dfrac{c_{供} \cdot D \cdot V}{W} \times 100\%$	百分含量(含量%)
固体制剂	含量 $= \dfrac{c_{供} \cdot D \cdot V}{W} \cdot \overline{W}$	每一计量单位(1 g、1 mg 等)的重量计
固体制剂	含量 $= \dfrac{\dfrac{c_{供} \cdot D \cdot V}{W} \cdot \overline{W}}{标示量} \times 100\%$	每一计量单位(1 片、1 丸、1 袋等)的重量计
固体制剂		标示量%
液体制剂	含量 $= c_{供} \cdot D$	每一计量单位(1 mL、1 L 瓶等)的重量计
液体制剂	含量 $= c_{供} \cdot D \cdot \overline{V}$	每一计量单位(1 支、1 瓶等)的重量计
液体制剂	式中,$c_{供}$为试液的浓度;D 为稀释倍数;V 为固体药物由固态变成液态的体积,mL;W 为供试品取用量,g;$\overline{W}$为平均重量,g/丸(粒、袋等);V 为装量体积,mL/支(瓶等)	

★ 总结提高

紫外-可见分光光度法含量测定注意事项:
(1)紫外-可见分光光度法含量测定的3种方法。
(2)测定时选用光源和比色皿应如何配对。
(3)含量计算公式及符号含义。

★ 练一练:举一反三,巩固提高

根据学习过的内容,自主练习紫外-可见分光光度法测定灯盏细辛注射液含量测定,根据评价表完成自我评定(表5-4)。

表5-4 紫外-可见分光光度法测定灯盏细辛注射液任务评价

班级： 姓名： 学号：

评价项目	评价内容	评价标准	分值	得分
实训项目	对照品比较法测定原理	明确	5	
	仪器状态、试药种类	完好、齐全	5	
	实训步骤	合理、正确	10	
实训过程	配制实训用试液	配制正确、操作规范	5	
	对照品溶液制备	精密称量、定容	5	
	供试品溶液制备	制备过程认真、规范	10	
	进行显色反应	两种溶液平行操作	10	
	吸光度测定	操作规范、正确	10	
	计算浓度、含量	方法正确、结果准确	10	
	结果判断	根据药品标准判断	5	
	检验原始记录	应符合要求	5	
实训结束	清场	规范、合理、完整	5	
	检验报告书	应符合要求	15	
总分			100	

任务二　液相色谱测定

情景设定

首先认识色谱分离现象和分离方法大有可为的是俄国的植物学家茨维特,他的第一篇关于色谱法的论文发表在1903年华沙的《生物学杂志》上。1906～1910年的论文发表在德国的《植物学杂志》上。在这几篇论文中,他详细地叙述了利用自己设计的色谱分析仪器,分离出胡萝卜素、叶绿素和叶黄素。他在研究植物色素时,在一根玻璃管的底部塞上一团棉花,在管中填入粉末吸附剂,比如碳酸钙等,然后把该吸附柱与吸滤瓶连接,把有色植物叶子的石油醚萃取液倾注到柱内的吸附剂上面,用纯净的石油醚洗脱。这样一来,植物叶中的几种色素就在柱子上展开了,在玻璃管的不同部位产生色带,称为色谱。后色谱法用于很多无色物质的分离检测,色谱法已经失去了原来的意义,但色谱法的名字一直沿用。

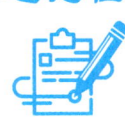

高效液相色谱法概述

任务目标

1. 素质目标　通过六味地黄丸含量测定,培养精准、精细、敬业的工匠精神;通过液相色谱仪操作流程学习,培养按章操作、依规行事的良好习惯。
2. 知识目标　掌握液相色谱法的基本原理,定性和定量方法;熟悉高效液相色谱仪的结构和主要部件性能;了解高效液相色谱法所用固定相和流动相及选择原则。
3. 技能目标　学会独立地完成高效液相色谱法的含量测定分析。

任务实施

★查一查

查阅《中国药典》(2020年版)中六味地黄丸含量测定的相关内容。【含量测定】照高效液相色谱法(通则0512)测定。

1. 色谱条件与系统适用性试验　以十八烷基硅烷键合硅胶为填充剂;以乙腈为流动相A,以0.3%磷酸溶液为流动相B,按表5-5中的规定进行梯度洗脱;莫诺苷和马钱苷检测波长为240 nm,丹皮酚检测波长为274 nm;柱温为40 ℃。理论板数按莫诺苷、马钱苷峰计算均应不低于4 000。

表 5-5 梯度洗脱程序

时间/min	流动相 A/%	流动相 B/%
0~5	5→8	95→92
5~20	8	92
20~35	8→20	92→80
35~45	20→60	80→40
45~55	60	40

2. 对照品溶液的制备 取莫诺苷对照品、马钱苷对照品和丹皮酚对照品适量,精密称定,加 50% 甲醇制成每 1 mL 中含莫诺苷与马钱苷各 40 μg、含丹皮酚 90 μg 的混合溶液,即得。

3. 供试品溶液的制备 取本品适量,研细,取约 0.5 g,精密称定,置具塞锥形瓶中,精密加入 50% 甲醇 25 mL,密塞,称定重量,加热回流 1 h,放冷,再称定重量,用 50% 甲醇补足减失的重量,摇匀,滤过,取续滤液,即得。

4. 测定法 分别精密吸取对照品溶液与供试品溶液各 10 μL,注入液相色谱仪,测定,即得。

本品每丸含酒萸肉以莫诺苷($C_{17}H_{26}O_{11}$)和马钱苷($C_{17}H_{26}O_{10}$)的总量计,[规格(1)]不得少于 0.37 mg,[规格(2)]不得少于 0.99 mg;含牡丹皮以丹皮酚[$C_9H_{10}O_3$]计,[规格(1)]不得少于 0.32 mg,[规格(2)]不得少于 0.85 mg。

★学一学:必备知识与原理

一、方法原理

液相色谱分为经典液相色谱和高效液相色谱。经典液相色谱是以液体为流动相的柱色谱分离分析方法。高效液相色谱法(HPLC)在经典液相色谱基础上,引入了高效固定相、高压输液泵和高灵敏度检测器等新技术。其基本方法是用高压输液泵将流动相泵装入有固定相的色谱柱中,注入的试样被流动相带入柱内进行分离后,各组分依次进入检测器,然后用记录仪和数据处理装置记录数据并进行处理,最后进行定性定量分析的一种分离分析方法。

二、方法特点

1. **高效** 采用 5~10 μm 均匀规则的固定相,传质阻抗小,柱效高,分离效率高。

2. **高灵敏度** 采用紫外检测器等高灵敏度检测器,检出限可低至 10~12 个数量级,所需试样只要数微升即可进行分析。

3. **高速** 采用高压,载液流速快,一般试样的分析只需数分钟,复杂试样分析在数十分钟内也可完成。

4. **高选择性** 不仅可以分析有机物的同分异构体,还可以分析在性质上极为相似的旋光异构体。

5.适用范围广　不受组分是否易挥发及热稳定性的限制,其分析范围可占有机物总数的80%。

三、方法分类

高效液相色谱法按固定相的聚集状态可分为液-液色谱法(LLC)及液-固色谱法(LSC)两大类。按照分离机制可分为分配色谱法、吸附色谱法、化学键合相色谱法、离子交换色谱法、分子排阻色谱法、亲和色谱法、胶束色谱法等。其中以化学键合相色谱法应用最为广泛。

化学键合相色谱法是以液-液分配色谱为基础,将固定液官能团通过化学反应键合到载体表面制得化学键合相固定相,利用各组分分配系数的不同加以分离的色谱法。根据固定相和流动相相对极性的大小分为正相键合相色谱法和反相键合相色谱法两种。

(一)反相键合相色谱法

反相键合相色谱是由非极性固定相和极性流动相组成的色谱系统。固定相常采用十八烷基硅烷(ODS或C18)键合相、辛烷基硅烷(C8)等,流动相多以水为基础溶剂,再加入一定量极性调节剂组成,如甲醇-水、乙腈-水等。可分离非极性至中等极性的有机物,其中极性大的组分先流出色谱柱,极性小的组分后流出。

(二)正相键合相色谱法

正相键合相色谱的固定相极性比流动相极性强,固定相常用氰基与氨基化学键合相,流动相常用正己烷等烷烃加适量极性调节剂构成。可用于分离极性至中等极性的有机物。

四、方法依据

(一)色谱图

色谱柱内分离的试样各组分依次进入柱后检测器,产生检测信号,其响应信号大小对时间或流动相流出体积的关系曲线,称为色谱图(图5-1)。它显示被分离组分从色谱柱洗出,浓度随时间的变化,反映组分在柱出口流动相中分布情况,与组分在柱内迁移和两相中分布密切相关。色谱图横坐标为时间或(流动相)体积,纵坐标为组分在流动相中浓度或检测器响应信号大小,以检测器响应单位或电压、电流单位表示。

色谱图是色谱法主要技术资料。色谱图由色谱仪数据采集系统完成。色谱仪数据采集系统包括记录仪、积分仪、色谱工作站或色谱计算机系统等,可显示、记录色谱图及所包含的各种色谱信息,主要有:①说明试样是否是单一纯化合物,在正常色谱条件下,若色谱图有一个以上色谱峰,则表明试样中有一个以上组分。色谱图可提供试样中的最低组分数。②说明色谱柱分离效果。③提供各组分保留时间等色谱定性资料和数据。④给出各组分色谱峰高、峰面积等定量数据或按不同定量方法计算出的定量数据。

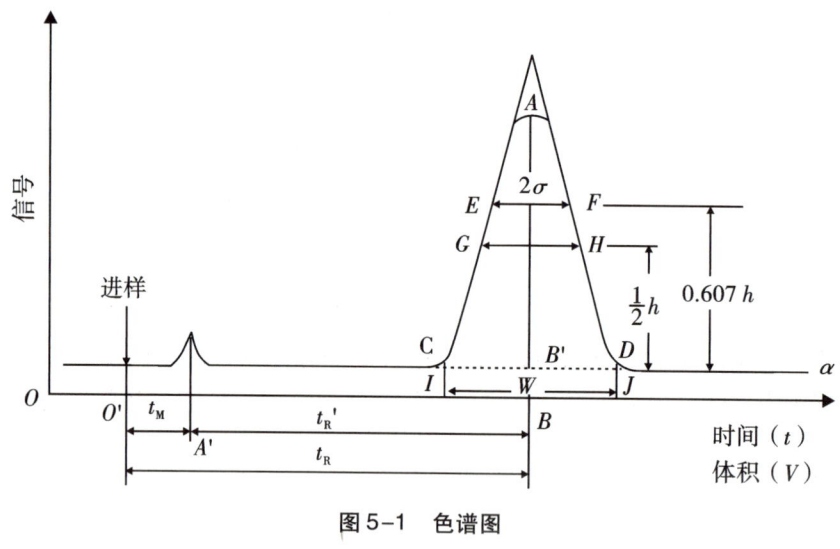

图 5-1 色谱图

有关色谱基本术语说明如下。

1. 基线 当色谱体系只有流动相通过,没有试样组分随流动相进入柱后检测器,检测器输出恒定不变的响应信号。稳定的基线是平行于横坐标的水平直线,如图 5-1 的 a 线。

2. 色谱峰高 组分在柱后出现浓度极大时检测器输出的响应值,如图 5-1 中从色谱峰顶点至基线垂直距离 AB,用 h 表示。

3. 色谱峰面积 色谱峰与基线间包围的面积,即图 5-1 中 ACD 内的面积,用 A 表示。

4. 色谱峰区域宽度 色谱峰区域宽度是色谱图的重要参数,通常有 3 种表示方式。

(1) 标准差:色谱峰是对称的高斯正态分布曲线,在数理统计中用标准差(standard deviation,σ)表示曲线区域宽度。在色谱图中为 0.607 h 处峰宽度的一半,如图 5-1 中 EF 的一半。

(2) 半峰宽:峰高一半处的色谱峰宽度,如图中 5-1 中 GH,以 $W_{1/2}$ 表示,单位 cm 或 mm。半峰宽与标准差的关系 $W_{1/2}=2.354\sigma$。

(3) 峰宽:从色谱峰两边的拐点作切线,与基线交点间的距离,图 5-1 中 IJ,以 W 表示,单位与半峰宽相同。峰宽与标准差或半峰宽的关系为 $W=4\sigma$ 或 $W=1.699W_{1/2}$。

注意:峰宽并非为半峰宽的两倍。

(二) 保留值

保留值是试样各组分,即溶质在色谱柱或色谱体系中保留行为的度量,反映溶质与色谱固定相作用力的类型和大小,与两者分子结构有关,是重要的色谱热力学参数和色谱法定性分析依据。

1. 保留时间

(1) 死时间:流动相流经色谱柱的平均时间,称为死时间,以 t_M 或 t_m 表示。

$t_M = L/u$,式中 L 为柱长,单位 cm 或 mm;u 为流动相平均线速度,单位 cm/s,mm/s。

在实际应用中,一般采用与流动相性质相近,不与固定相发生作用的物质测定死时间。气相色谱一般为空气;液相色谱为与流动相性质相近的溶剂,如正相色谱用烷烃,反相色谱用甲醇、乙醇、硝酸盐水溶液等。

(2) 保留时间:溶质通过色谱柱的时间,即从进样到柱后出现浓度极大时的时间,称为保留时间,以 t_R 表示。$t_R = L/u_x$,式中 u_x 为溶质通过色谱柱的平均线速度(cm/s,mm/s)。

(3) 调整保留时间:溶质在固定相中滞留的时间,称为调整保留时间。

2. 保留体积　死时间内流经色谱柱的体积称为死体积,即为色谱柱内流动相体积,用 V_M 或 V_m 表示。

3. 相对保留值　两组分调整保留值之比,称为相对保留值,又称为选择因子,用 $r_{2,1}$ 或 $α$ 表示,是色谱系统的选择性指标。$α$ 总是大于 1,$α$ 越大,表示固定相或色谱柱对分离混合物的选择性越强。

(三) 分配系数和容量因子

色谱过程的实质是混合物中各组分在相对运动的两相间进行分配的过程。当分配达到平衡时,各组分被分离的程度,可用分配系数或容量因子来表示。

1. 分配系数　分配系数(distribution coefficient,K)是指在一定温度和压力下,某组分在两相间分配达到平衡时的浓度(或溶解度)之比,即:

$$K = \frac{组分在固定相中的浓度(c_s)}{组分在流动相中的浓度(c_m)}$$

分配系数与温度有关,亦与被分离组分、固定相、流动相有关。一般来说,分配系数在低浓度时为一常数。

当色谱机制不同,分配系数的含义也就不同。在吸附色谱中,K 为吸附平衡常数;在离子色谱中,K 为交换系数;在分子排阻色谱中,K 为渗透系数。

2. 容量因子　容量因子(capacity factor,k),也称为保留因子或分配比,是指在一定温度和压力下,溶质分布在固定相和流动相的分子数或物质的量之比,以 k 表示。

3. 分配系数与保留时间、保留体积的关系　不同物质有着不同的分配系数。K 值越小,该组分在柱中移动速度越快,即保留时间越短,将先流出色谱柱;K 值越大,该组分在柱中移动速度越慢,即保留时间越长,则后流出色谱柱。混合物中各组分分配系数 K 相差越大,则各组分越容易被分离。

(四) 分离度

分离度是指相邻两组分色谱峰保留值 t_{R_2}、t_{R_1} 之差与两峰峰宽 W_2、W_1 平均值之比,以 R 表示,如图 5-2 所示。

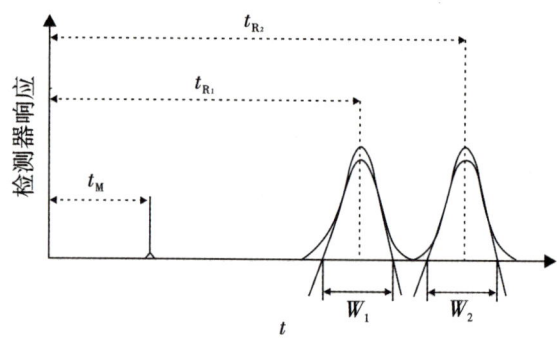

图 5-2 分离度

分离度又称分辨率,表示相邻两峰的分离程度,是色谱柱总分离效能指标。R 越大,表明相邻两组分分离越好。一般说 $R<1$,两峰有部分重叠;$R=1.0$,分离程度可达 98%;$R=1.5$,分离程度可达 99.7%;$R \geq 1.5$ 称为完全分离。2020 版《中国药典》规定 R 应大于 1.5。

五、方法要求

(一)被测组分

能制成溶液的样品,不受药物气化和热稳定性的影响,适合大多数药物的定性定量分析。

(二)色谱条件

除另有规定外,应符合质量标准正文品种项下规定的条件。

(三)系统适用性试验

系统适用性试验包括理论板数、分离度、灵敏度、重复性试验和拖尾因子 5 个指标。目的是评价色谱系统的可靠性。

1. **理论板数(n)**　理论板数是衡量色谱柱效能的指标。在规定的条件下,注入供试品溶液或规定的内标物质溶液,记录色谱图,量出供试品主成分或内标物质峰的保留时间(以分钟或长度计,应取相同单位)和半峰宽,按下式计算色谱柱的理论板数:

$$n = 16 \times \left(\frac{t_R}{W}\right)^2 \qquad (式 5-3)$$

或:

$$n = 5.54 \times \left(\frac{t_R}{W_{1/2}}\right)^2 \qquad (式 5-4)$$

如果测得理论板数低于规定的最小理论板数,应改变色谱柱的某些条件(如柱长、载体性能、色谱柱充填的优劣等),使理论板数达到要求。

2. 分离度(R)　定量分析时,为便于准确测量,要求定量峰与其他峰或内标物质峰之间有较好的分离度,分离度是衡量色谱系统效能的关键指标。无论是定性鉴别还是定量测定,均要求待测物质色谱峰与内标物质色谱峰或特定的杂质对照色谱峰及其他色谱峰之间有较好的分离度。分离度计算公式为:

$$R = \frac{2(t_{R_2}-t_{R_1})}{W_1+W_2}$$ （式5-5）

式中,t_{R_2}为相邻两峰中后一峰的保留时间;t_{R_1}为相邻两峰中前一峰的保留时间;W_1、W_2为此相邻两峰的峰宽,如图5-3所示。分离度一般要求大于1.5。

3. 灵敏度　用于评价色谱系统检测微量物质的能力,通常以信噪比(S/N)来表示。通过测定一系列不同浓度的供试品或对照品溶液来测定信噪比。定量测定时,信噪比应不小于10;定性测定时,信噪比应不小于3。系统适用性试验中可以设置灵敏度实验溶液来评价色谱系统的检测能力。

4. 重复性试验　用于评价连续进样中,色谱系统响应值的重复性能。采用外标法时,通常取各品种项下的对照品溶液,连续进样5次,除另有规定外,其峰面积测量值的相对标准偏差应不大于2.0%;采用内标法时,通常配制相当于80%、100%和120%的对照品溶液,加入规定量的内标溶液,配成3种不同浓度的溶液,分别至少进样2次,计算平均校正因子,其相对标准偏差应不大于2.0%。

5. 拖尾因子　用于评价色谱峰的对称性,其计算公式为:

$$T = \frac{W_{0.05h}}{2d_1}$$ （式5-6）

式中,$W_{0.05h}$为峰高0.05倍处的峰宽;d_1为峰顶点至峰前沿之间的距离。如图5-4所示。

一般要求T值应在0.95~1.05;T值小于0.95的称为前延峰;大于1.05的称为拖尾峰。

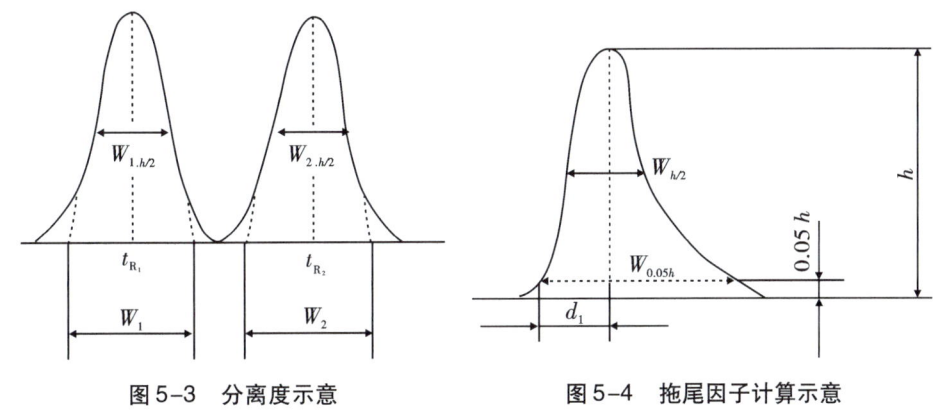

图5-3　分离度示意　　　　图5-4　拖尾因子计算示意

六、认识液相色谱仪

(一)组成

高效液相色谱仪是实现液相色谱分析的装置。主要由高压输液系统、进样系统、分离系统、检测系统和数据处理系统五大部分组成,如图5-5。

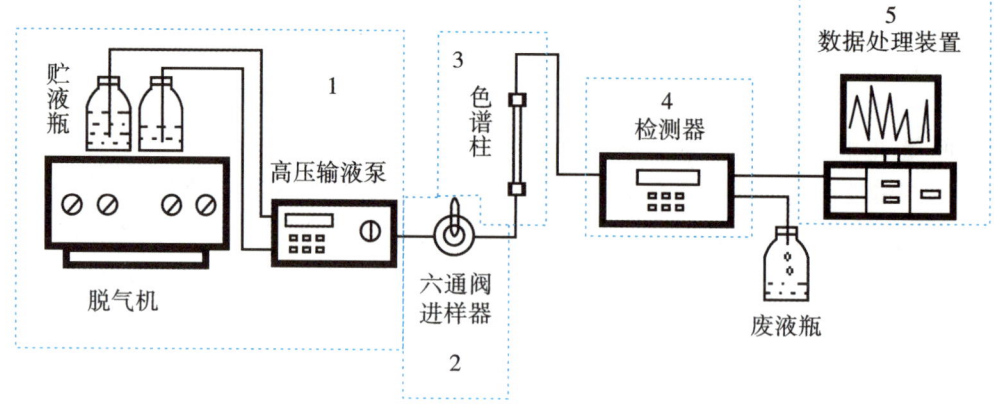

1.高压输液系统;2.进样系统;3.分离系统;4.检测系统;5.数据处理系统。

图5-5 高效液相色谱仪的组成示意

1.高压输液系统 高压输液系统由贮液罐、脱气装置、高压输液泵组成,有的仪器还配有在线脱气装置和梯度洗脱装置。

(1)贮液罐:是用来盛装流动相的容器。容积一般为0.5~2.0 L。一般所用材质为氟塑料、玻璃、不锈钢等惰性材料,以避免与流动相发生反应或溶解释放杂质,从而对流动相造成影响。贮液罐应放置在高于高压输液泵的位置,以保持静压差。贮液罐应盖好盖,以减少空气中的灰尘和气体进入流动相,同时减少溶剂挥发造成流动相的组成发生改变。

(2)脱气装置:为防止流动相将气泡带入检测器而使基线噪声加剧,影响正常检测,流动相使用前应进行脱气处理。常用脱气方式有超声波脱气、真空脱气等,常用脱气装置如图5-6所示。

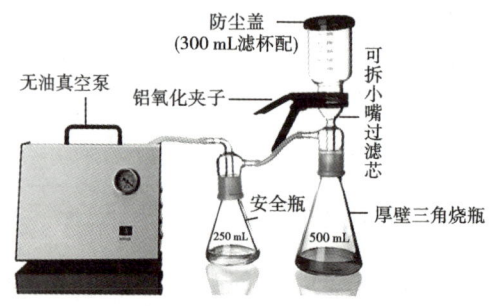

图5-6 常用脱气装置

(3)高压输液泵:高压输液泵是高压输液系统的核心部件,要求流量稳定、输出压力高(一般15~50 MPa)、流量范围宽(一般0.1~10 mL/min)、密封性能好、耐腐蚀;泵工作时应防止任何固体微粒进入和贮液瓶中流动相被完全用完。高压输液泵可分为恒压泵和恒流泵两类,常使用恒流泵(其压力随系统阻力改变而流量不变)。泵的性能好坏直接影响系统的质量和分析结果的可靠性。

(4)梯度洗脱装置:可以连续或间断地改变两种或两种以上溶剂的配比浓度,改变流动相的极性、pH值等,从而改善峰形、缩短分析时间、提高柱效。

2. 进样系统　进样系统的作用是将样品引入仪器系统。常用六通进样阀或自动进样器,进样装置要求:密封性能好、死体积小、重复性好、进样时对色谱系统的压力、流量影响小。

(1)六通进样阀:进样如图5-7所示。

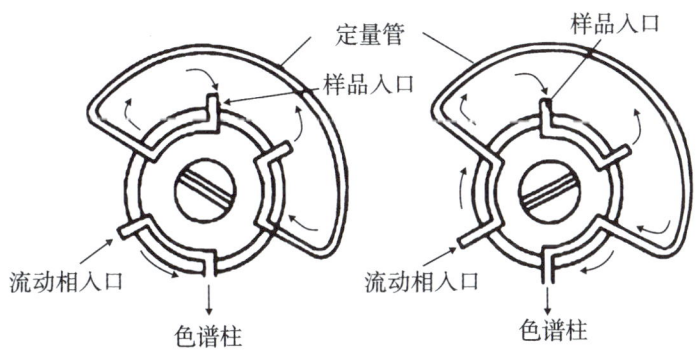

a.取样位(样品进入定量管); b.进样位(样品进入色谱柱)。

图5-7　六通进样阀

进样量有定量环定量和微量注射器定量两种方式。操作时先将进样器手柄置于采样位置(LOAD),此时进样口只与定量环接通,处于常压状态,用微量注射器注入样品溶液,样品停留在定量环中。然后转动手柄至进样位置(INJECT),使定量环接入输液管路,样品由高压流动相带入色谱柱中。

(2)自动进样器:高效液相色谱仪带有自动进样装置,在程序控制下可自动完成取样、进样、清洗等一系列操作,工作人员只需将样品按顺序装入即可,适合大批量样品的分析。自动化程度高,节约人力,重复性好。

3. 分离系统　色谱柱是高效液相色谱仪的重要部件,由柱管、固定相和密封垫构成。色谱柱的柱管通常为内壁抛光的不锈钢直型管,能承受高压,对流动相呈化学惰性。色谱柱按照用途分为分析型和制备型。常用的分析型色谱柱内径为2~5 mm,长10~30 cm;实验室制备柱内径20~40 mm,柱长10~30 cm,生产制备型内径可达几十厘米。

在分析柱前端常装有与分析柱相同固定相的短柱(5~20 mm),称为保护柱,可以更换,主要起到保护、延长分析柱寿命的作用。

温度会影响分离效果,未指明色谱柱温度时是指室温。为改善分离效果可适当提高色谱柱的温度,但一般不宜超过60 ℃。

4. 检测系统　检测器将色谱柱分离后组分的浓度变化转化成电信号,输送给工作站进行数据处理。要求具备灵敏度高、响应快、线性范围宽、对流量和温度变化不敏感和重现性好的优点。目前应用较广泛的检测器有紫外检测器(UVD)、蒸发光散射检测器(ELSD)、荧光检测器(FD)、示差折光检测器(RID)、电化学检测器(ECD)。

紫外检测器(UVD)是当前高效液相色谱仪配置最多的检测器,主要用于检测有紫外吸收的样品。光学结构与一般的紫外分光光度计一致。适合大多数药物的质量分析。

紫外-可见分光检测器采用低波长检测时,还应考虑有机溶剂的截止使用波长,并选用色谱级有机溶剂。反相色谱系统的流动相常用甲醇-水系统和乙腈-水系统,采用紫外末端波长检测时,宜选用乙腈-水系统。蒸发光散射检测器和质谱检测器不得使用含不挥发性盐的流动相。

5. 数据处理系统　高效液相色谱仪通常配有色谱工作站,通过微机控制,完成对检测信号的记录、处理。

(二)高效液相色谱技术的应用

1. 定性分析　色谱的定性分析就是根据色谱图中各个峰的位置判断其所代表的是何种组分,进而确定试样组成的方法。常用的定性分析方法有两种。

(1)直接定性法:在相同的色谱条件下,同一物质应具有相同的保留时间。因此,直接对比待测试样和已知标准物质(或对照品)在同一色谱条件下的保留时间,或将纯组分加入试样后再次进行色谱分析,考察色谱峰高度变化情况,都可以直接对色谱峰进行定性判断。

(2)相对保留值定性法:相对保留值是指在相同的操作条件下,组分(i)与对照品(s)的调整保留时间之比。

$$r_{is} = \frac{t'_{R_i}}{t'_{R_s}} \quad \text{(式5-7)}$$

相对保留值(r_{is})只与柱温、固定相和流动相的性质有关,而与其他操作条件无关。应用该法定性时,将对照品分别加入未知试样和已知纯物质中,在同一色谱柱和相同温度下分别进样,测定出它们的相对保留值,进行比较定性。如果纯物质难以获得,也可以采用与文献相对保留值进行对照的方法。但应注意,要根据文献规定的实验条件和标准物质进行操作。

2. 定量分析　色谱的定量分析就是根据色谱图中各个峰的峰面积或峰高得出供试品中各组分含量的方法。

(1)分析依据:色谱条件恒定时,色谱峰峰面积或峰高与组分的量(浓度或质量)成正比。

(2)峰面积的测量

1)公式计算

对称峰峰面积计算公式:

$$A = 1.065 \times h \times W_{1/2} \quad (式5-8)$$

式中,A 为峰面积,h 为峰高,$W_{1/2}$ 为半峰宽。

不对称峰峰面积计算公式:

$$A = 1.065 \times h \times \frac{(W_{0.15} + W_{0.85})}{2} \quad (式5-9)$$

式中,$W_{0.15}$ 和 $W_{0.85}$ 分别为峰高 0.15 和 0.85 处的峰宽。

2)自动积分:色谱仪数据处理系统中的色谱工作站能自动积分显示出峰面积。

(3)校正因子(f):由于检测器对相同量的不同物质具有不同的响应值,因此需要对所测得的峰面积进行校正。①概念:校正因子又称相对校正因子,指被测组分单位峰面积或峰高所代表的量与标准物质单位峰面积或峰高所代表的量之比。②测定方法:精密称(量)取一定量被测组分的对照品和内标物质,分别配成溶液,精密量取各溶液,配成校正因子测定用的对照溶液。取一定量注入色谱仪,记录色谱图。根据对照品和内标物质峰面积,按下式计算校正因子:

$$f = \frac{A_s/c_s}{A_r/c_r} \quad (式5-10)$$

式中,f 为校正因子,A_s 和 c_s 分别为对照溶液中内标物质的峰面积和浓度,A_r 和 c_r 分别为对照溶液中对照品的峰面积和浓度。

(4)分析方法

1)外标法:用待测组分的纯品作标准品,通过测量相同条件下标准品与样品中待测组分的峰面积或峰高进行定量分析的方法。

工作曲线法:用被测组分的对照品配制成一系列不同浓度的标准溶液,分别进样分析,记录色谱图。以标准溶液的浓度为横坐标,峰面积(或峰高)为纵坐标,绘制工作曲线,得到回归方程。同等操作条件下,分析样品溶液。根据样品溶液中待测组分的峰面积或峰高,从曲线上查得或代入回归方程计算其浓度,从而求出该组分的百分含量。

外标一点法:精密称(量)取标准品和样品,配制成溶液,分别进样分析,记录色谱图。根据对照品溶液和样品溶液的峰面积,按下式计算该组分的浓度:

$$c_x = c_r \times \frac{A_x}{A_r} \quad (式5-11)$$

式中,A_r 和 c_r 分别为对照品溶液的峰面积和浓度;A_x 和 c_x 分别为样品溶液的峰面积和浓度。外标法操作简单,计算方便,要求进样准确,仪器稳定。在高效液相色谱法中的应用十分广泛。

2) 内标法:在样品中加入一种纯物质作内标物,根据内标物与待测组分的校正因子进行定量分析的方法。

内标物应符合下列要求:①样品中不存在该物质;②与被测组分性质比较接近;③不与试样发生化学反应;④出峰位置应位于被测组分附近。

根据前述校正因子的测定方法计算校正因子。再取含有内标物质的试样溶液,进样分析,记录色谱图。按下式计算含量:

$$含量公式(c_x) = f \times \frac{A_x}{A'_s c'_s} \qquad (式5-12)$$

式中,f为校正因子,A_x为含有内标物质试样溶液中待测成分的峰面积,A'_s和c'_s分别为含有内标物质试样溶液中内标物质的峰面积和浓度。

内标法准确度较高,进样量和操作条件的稍许变化对结果的影响不大,但操作过程较复杂,且内标物不易获得。

3) 归一化法:如果试样中所有组分都能够出峰,则可用归一化法进行定量分析。按下式计算各组分含量:

$$c_i = \frac{f_i \times A_i}{f_1 \times A_1 + f_2 \times A_2 + \cdots + f_n \times A_n} \times 100\% \qquad (式5-13)$$

归一化法的优点是简便、准确,不需要准确称量和准确进样,操作条件略有变化对结果的影响也很小,但需要注意应用此法的前提条件是所有组分必须全部出峰。

七、操作前的准备

1. 流动相的制备 流动相应用高纯度的试剂配制,一般使用色谱纯的试剂,必要时照紫外-可见分光光度法进行溶剂检查,应符合要求;水应为新鲜制备的高纯水,可用超纯水器制得或用重蒸馏水。对规定pH值的流动相,应使用精密pH计进行调节。

配制好的流动相应用0.45 μm滤膜过滤,过滤时要分清水膜和有机膜,滤水用水膜,过滤有机溶剂用有机膜。如用水膜过滤有机溶剂可能导致膜溶解,对有机溶剂造成污染,如果出现此情况,有机溶剂一定不能再用于实验,否则会污染色谱柱。

流动相在使用前必须脱气,否则很容易在系统的低压部分逸出气泡,气泡的出现不仅影响柱分离效率,还会影响检测器的灵敏度甚至不能正常工作。脱气的方法有加热回流法、抽真空脱气法、超声脱气法和在线真空脱气法等。实验室制备流动相时,常用的脱气方法是用0.45 μm滤膜过滤后再进行超声波脱气。

配制的流动相应足够使用或稍有富余,避免测定过程再次配制流动相,再次配制流动相除了配制过滤脱气麻烦外,更换新流动相后还要仪器色谱系统进行平衡,因此流动相要一次配制足量。

2. 溶液的制备 供试品溶液和对照品溶液的制备:按质量标准要求制备供试品溶液和对照品溶液。定量测定时,对照品溶液和供试品溶液均应分别配制2份。供试品溶液在注入色谱仪前,应经过0.45 μm滤膜滤过。必要时,在配制供试品溶液前,样品需经提取净化,以免对色谱系统产生污染和干扰。

3. 仪器状态

(1) 检查仪器的校验合格证:仪器应按规定周期进行校验,贴有校验合格证。在校验有效期内使用,数据才可能准确。

(2) 检查仪器的使用记录和状态:仪器是否完好,仪器的开关位置是否处于关断位置。

(3) 选择适宜的色谱柱并正确连接:根据质量标准规定和供试品及流动相的pH值等性质选择适宜的色谱柱,将色谱柱接入系统,色谱柱进出口位置应与流动相的流向一致,检查色谱柱的使用记录,看封存色谱柱的溶剂与现用流动相能否互溶,如果不互溶应选择适宜的互溶溶剂进行过渡。

4. 系统适用性试验 为了保证检测结果的准确性,在采用高效液相色谱法测定时,除了要求对高效液相色谱仪定期检定并符合有关规定外,还要进行系统适用性试验。

课堂互动

案例:六味地黄丸的色谱条件与系统适用性试验。以十八烷基硅烷键合硅胶为填充剂;以乙腈为流动相A,以0.3%磷酸溶液为流动相B,按下表中的规定进行梯度洗脱;莫诺苷和马钱苷检测波长为240 nm,丹皮酚检测波长为274 nm;柱温为40 ℃。理论板数按莫诺苷、马钱苷峰计算均应不低于4 000。

讨论:六味地黄丸的色谱条件与系统适用性试验应包含哪些内容?

★ 做一做:完成六味地黄丸的含量测定

山茱萸的含量测定:

(1) 色谱条件与系统适用性试验:以十八烷基硅烷键合硅胶为填充剂;以四氢呋喃-乙腈-甲醇-0.05%磷酸溶液(1∶8∶4∶87)为流动相;检测波长为236 nm;柱温40 ℃。理论板数按马钱苷峰计算应不低于4 000。

(2) 对照品溶液的制备:取马钱苷对照品适量,精密称定,加50%甲醇制成每1 mL含20 μg的溶液,即得。

(3) 供试品溶液的制备:取本品水蜜丸或小蜜丸,切碎,取约0.7 g,精密称定;或取重量差异检项下的大蜜丸,剪碎,取约0.1 g,精密称定,置具塞锥形瓶中,精密加入50%甲醇25 mL,密塞,称定重量,超声处理(功率250 W,频率33 kHz)15 min使其溶散,加热回流1 h,放冷,再称定重量,用50%甲醇补足减失的重量,摇匀,滤过。精密量取续滤液10 mL,置中性氧化铝柱(100~200目,4 g,内径1 cm,干法装柱)上,用40%甲醇50 mL洗脱,收集流出液及洗脱液,蒸干,残渣加50%甲醇适量使溶解,并转移至10 mL量瓶中,50%甲醇稀释至刻度,摇匀,即得。

测定:分别精密吸取对照品溶液与供试品溶液各10 μL,注入液相色谱仪,测定,即得。

结果判断:本品含山茱萸以马钱苷计,水蜜丸每 1 g 不得少于 0.70 mg;小蜜丸每 1 g 不得少于 0.50 mg;大蜜丸每丸不得少于 4.5 mg。

★ 动手操作(一)

1. 工作准备

仪器:高效液相色谱仪、移液管、微量进样器。

试药:四氢呋喃、乙腈、甲醇、0.05% 磷酸溶液、马钱苷对照品等。

2. 动手操作　见表 5-6。

表 5-6　动手操作步骤及内容

测定步骤	操作内容	数据记录
1. 配制溶液	(1) 配制足量的流动相,记录 (2) 精密称取供试品、内标物和对照品各 1 份,记录 (3) 准确配制成规定的体积溶液 (4) 定量稀释	供试品的名称、批号、生产厂家 试药的重量 $m=\_\_\_\_$ g 配制溶液的体积 $V=\_\_\_\_$ mL
2. 仪器检定	(1) 设定色谱条件 (2) 系统适用性试验	记录色谱参数
3. 测定	(1) 分别注入供试品,对照品溶液进行测定 (2) 记录色谱图	记录进样体积 记录待测成分峰面积 $A_x=\_\_\_\_$ 内标物质峰面积 $A_s=\_\_\_\_$
4. 计算	(1) 计算对照品溶液浓度 (2) 计算校正因子 (3) 计算供试品溶液的含量 (4) 计算精密度,相对偏差均应在 ±1.5% 以内	溶液的浓度 $c_x=\_\_\_\_$ 供试品的含量% = $\_\_\_\_$
5. 结果判定	(1) 数据修约 (2) 将测得的含量与药典规定值比较,得出结论	

(2) 牡丹皮含量的测定

1) 色谱条件与系统适用性试验:以十八烷基硅烷键合硅胶为填充剂;以甲醇-水(70∶30)为流动相;检测波长为 274 nm。理论板数按丹皮酚峰计算应不低于 3 500。

2) 对照品溶液的制备:取丹皮酚对照品适量,精密称定,加甲醇制成每 1 mL 含 20% 的溶液,即得。

3) 供试品溶液的制备:取本品水蜜丸或小蜜丸,切碎,取约 0.3 g,精密称定;或取重量差异检项下的大蜜丸,剪碎,取约 0.4 g,精密称定,置具塞锥形瓶中,精密加入 50% 甲醇 50 mL,密塞,称定重量,超声提取(功率 250 W,频率 33 kHz)45 min,放冷,再称定重量,用 50% 甲醇补足减失的重量,摇匀,滤过,取续滤液,即得。

4) 测定:分别精密吸取对照品溶液 1 μL 与供试品溶液 20 μL,注入液相色谱仪,测定,即得。

5)结果判断:本品含牡丹皮以丹皮酚,水蜜丸每 1 g 不得少于 0.90 mg;小蜜丸每 1 g 不得少于 0.70 mg;大蜜丸每丸不得少于 6.3 mg。

★动手操作(二)

1.工作准备

仪器:高效液相色谱仪、移液管、微量进样器。

试药:甲醇、丹皮酚对照品等。

2.动手操作　见表 5-7。

表 5-7　动手操作步骤及内容

测定步骤	操作内容	数据记录
1.配制溶液	(1)配制足量的流动相,记录 (2)精密称取供试品、内标物和对照品各 1 份,记录 (3)准确配制成规定的体积溶液 (4)定量稀释	供试品的名称、批号、生产厂家 试药的重量 $m=$ _____ g 配制溶液的体积 $V=$ _____ mL
2.仪器检定	(1)设定色谱条件 (2)系统适用性试验	记录色谱参数
3.测定	(1)分别注入供试品,对照品溶液进行测定 (2)记录色谱图	记录进样体积 记录待测成分峰面积 $A_x=$ _____ 内标物质峰面积 $A_s=$ _____
4.计算	(1)计算对照品溶液浓度 (2)计算校正因子 (3)计算供试品溶液的含量 (4)计算精密度,相对偏差均应在±1.5% 以内	溶液的浓度 $c_x=$ _____ 供试品的含量% = _____
5.结果判定	(1)数据修约 (2)将测得的含量与药典规定值比较,得出结论	

八、注意事项

1.色谱柱使用和维护注意事项

(1)色谱柱与进样器及其出口端与检测器之间应尽量减少死体积连接,减少扩散对分离影响。

(2)避免压力急剧变化及任何机械震动。开启输液泵时,要逐步加大至所需流速,避免流速急剧变化造成柱压突然变大,造成色谱柱固定相物理损坏,柱压的突然降低也会冲动柱内填料,因此在调节流速时应该缓慢进行;避免色谱柱从高处掉下,使柱内的固定相产生裂缝。

(3)应逐渐改变溶剂的组成,特别是反相色谱中,不应直接从有机溶剂改变为全部是水,反之亦然。

(4)一般说来色谱柱不能反冲,只有生产者指明该柱可以反冲时,才可以反冲除去留在柱头的杂质。否则反冲会迅速降低柱效。

(5)在对新柱或被污染柱进行冲洗时,应将其出口端与检测器脱开,避免污染检测器。

(6)根据流动相的性质(尤其是 pH)选择使用适宜的色谱柱,以避免固定相被破坏。

以硅胶为基质的填料,流动相的 pH 值应控制在 2~8。当 pH 值大于 8 时,可使载体硅胶溶解;当 pH 值小于 2 时,与硅胶相连的化学键易水解脱落。当色谱系统中需要使用 pH 值大于 8 的流动相时,应选用耐碱填充剂的色谱柱,当需使用 pH 值小于 2 的流动相时,应选用耐酸填充剂的色谱柱。

以硅胶为载体的键合固定相的使用温度通常不超过 400 ℃,为改善分离效果可适当提高色谱柱的使用温度,但不宜超过 600 ℃,如果超过 600 ℃,可能会导致色谱柱损坏无法使用。

避免将基质复杂的样品尤其是生物样品直接注入柱内,需要对样品进行预处理或者在进样器和色谱柱之间连接一保护柱。保护柱一般是填有相似固定相的短柱。保护柱可以而且应该经常更换。

(7)保存 C18 色谱柱时应将柱内充满乙腈或甲醇,柱接头要拧紧,防止溶剂挥发干燥床收缩或干枯。绝对禁止将缓冲溶液留在柱内静置过夜或更长时间。

2. 泵的注意事项

(1)防止任何固体微粒进入泵体,因为尘埃或其他任何杂质微粒都会磨损柱塞、密封环、缸体和单向阀,因此应预先除去流动相中的任何固体微粒,流动相除去颗粒物质的方法是用 0.45 μm 滤膜滤过。

(2)泵的入口应连接砂滤棒(或片),输液泵的滤器应经常清洗或更换。

(3)流动相不应含有任何腐蚀性物质,含有缓冲液的流动相不应保留在泵内,如果将含缓冲液的流动相留在泵内,由于蒸发或泄漏,甚至只是由于溶液的静置,就可能析出盐的微细晶体。这些晶体将损坏密封环和柱塞等。

(4)泵工作时要留心防止溶剂内的流动相被用完,否则空泵运转也会磨损柱塞、缸体或密封环,最终产生漏液。

(5)输液泵的工作压力决不要超过规定的最高压力,否则会使高压密封环变形,产生漏液。

3. 六通阀进样器使用注意事项

(1)手柄处于 LOAD 和 INJECT 之间时,由于暂时堵住了流路,流路中压力骤增,再转到进样位,过高的压力在柱头上引起损坏,所以应尽快转动阀,不能停留在中途。

(2)在 HPLC 系统中进样使用的注射器为平头注射器。一方面,针头外侧紧贴进样器密封管内侧,密封性能好,不漏液,不引入空气;另一方面,也防止了针头刺坏密封组件及定子。

(3)六通阀进样器的进样方式有部分装液法和完全装液法两种。

(4)使用微量注射器定量时,进样量不宜超过定量环体积的50%,如20 μL的定量环最多进样10 μL的样品,并且要求每次进样体积准确、相同;使用定量环定量时,进样量最少为定量环体积的3～5倍,即20 μL的定量环最少进样60～100 μL的样品,这样才能完全置换样品定量环内残留的溶液,达到所要求的精密度及重现性。推荐采用100 μL的平头进样针配合20 μL满环进样。

4.其他注意事项

(1)流动相配制应用色谱纯试剂,水应用高纯水,应用0.45 μm滤膜过滤除去颗粒物还应脱气,以免在系统内产生气泡,影响流量的稳定性,如果有大量气泡,泵就无法正常工作,气泡进入色谱柱和检测器相会出现柱压不稳和基线不稳,严重时无法正常检测。

(2)使用的流动相应与仪器系统的原保存溶剂能互溶,如不互溶,则先取下上次的色谱柱,用异丙醇冲洗过渡,进样器和检测器的流通池也注入异丙醇进行过渡,过渡完毕后,接上相应的色谱柱,换上本次使用的流动相,再进行操作。

(3)在分析完毕后,色谱流路系统,从泵、进样器、色谱柱到检测器流通池应充分冲洗,特别是用过含盐流动相的,更应注意先用水,再用甲醇-水充分冲洗,如发现泵漏液等较严重的情况,应请有经验的维修人员进行检查、维修。

(4)操作结束后应填写仪器使用记录和各色谱柱的使用记录,应包括本次测试药品及柱中的保存溶剂。

★总结提高:液相色谱法主要内容

(1)液相色谱是以液体为流动相的柱色谱分离分析方法。具有高效、高灵敏度、高速、高选择性、适用范围广的特点。高效液相色谱法以化学键合相色谱法应用最为广泛。根据固定相和流动相相对极性的大小分为正相键合相色谱法和反相键合相色谱法两种。

(2)系统适用性试验包括理论板数、分离度、灵敏度、重复性试验和拖尾因子5个指标。目的是评价色谱系统的可靠性。

(3)高效液相色谱仪主要由高压输液系统、进样系统、分离系统、检测系统和数据处理系统五大部分组成。

(4)高效液相色谱法可应用于定性、定量分析。

项目小结

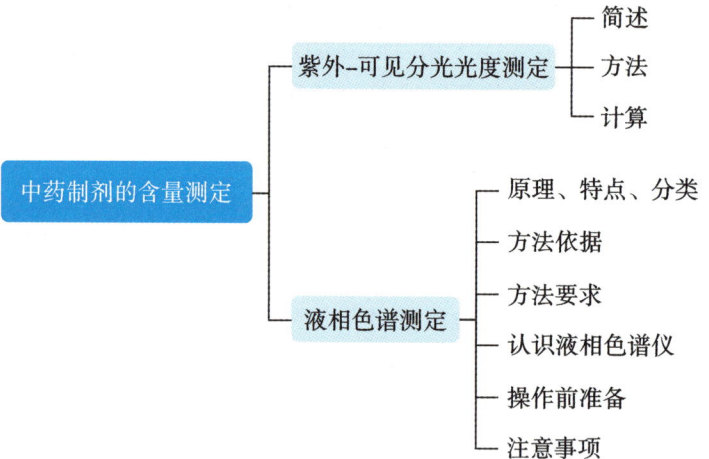

目标检测

一、单项选择题

1. 标准曲线的纵坐标是（　　）
   A. 吸光度　　　　　　　　B. 吸收系数
   C. 吸收浓度　　　　　　　D. 测定时间

2. 紫外-可见分光光度法中,测定时不需要对照品的是（　　）
   A. 标准曲线法　　　　　　B 对照品比较法
   C. 吸收系数法　　　　　　D. 以上均可

3. 在色谱法中,衡量柱效常用的物理量是（　　）
   A. 峰高　　　　　　　　　B. 理论塔板数
   C. 峰面积　　　　　　　　D. 保留时间

4. 评价色谱系统检测微量物质的能力,通常以信噪比(S/N)来表示。当定量测定时,信噪比应不小于（　　）
   A. 1　　　　　　　　　　B. 1.5
   C. 10　　　　　　　　　 D. 3

5. 高效液相色谱法用于定量分析的参数是（　　）
   A. 保留时间　　　　　　　B. 峰面积
   C. 分离度　　　　　　　　D. 拖尾因子

6. HPLC 最常用的色谱柱类型是（　　）
   A. C18　　　　　　　　　B. C8
   C. 氨基柱　　　　　　　　D. 氰基柱

7. 下列因素中,属于高效液相色谱法定性分析依据的是（　　）
   A. 色谱峰高度　　　　　　B. 色谱峰宽度

C. 色谱峰面积 D. 保留时间

二、多项选择题

1. 高效液相色谱法中,系统适用性试验包括(　　)
   A. 灵敏度 B. 重复性
   C. 拖尾因子 D. 分离度
   E. 理论塔板数

2. 反相高效液相色谱中常用的流动相有(　　)
   A. 甲醇 B. 乙醇
   C. 乙腈 D. 水
   E. 正戊烷

三、填空题

1. 高效液相色谱仪主要由_____、_____、_____、_____和_____组成。

2. X、Y 两组分混合物经色谱柱分离后,已知:$t_R(X)=5$ min,$t_R(Y)=7$ min,$t_M=1.5$ min,则 X 组分的调整保留时间为_____;Y 对 X 的相对保留时间为_____。

3. 流动相的预处理包括_____和_____两个过程。凡规定 pH 值的流动相,应使用精密 pH 计进行调节,偏差不超过_____单位。

四、判断题

1. 反相柱如使用过含盐流动相,则先用 5% 甲醇冲洗,然后用更高比例的甲醇-水冲洗,各种冲洗剂一般冲洗 20~30 min,特殊情况可延长冲洗时间。(　　)

2. 在反相键合色谱法中,固定相的极性大于流动相的极性。(　　)

五、计算题

用 ODS 柱分离 A、B 两组分,在一定实验条件下测得:$t_M=1.2$ min,$t_{R(A)}=11$ min,$t_{R(B)}=13$ min,$W_A=1.0$ min,$W_B=1.1$ min。计算:①以 A 组分计算的理论塔板数;②A、B 两峰分离度;③判断两峰是否完全分离。

案例链接

根据《2019 年药品质量不合格数据年度报告》,涉及的不合格药品分为中药材(药材及其饮片)、中成药、化学药、保健品、药包材、辅料 6 种类型,共 2 466 批次;未包括 314 批次假冒药品。不合格药品主要集中在中药材、中成药及化学药。其中,中药材不合格累计有 1 877 批次,占比 76.12%,同比 2018 年下降 21.30%。在药品质量检测不合格项目 TOP10 中,以"性状""含量测定"不合格问题最为突出,其中"性状"不符合规定数量达 963 批次(占比 32.49%),排名第一;"含量测定"不符合规定数量达 561 批次(占比 18.93%),排名第二。

案例要点:质量第一,依法检验,诚实守信,求真务实。

参考文献

[1] 国家药典委员会. 中华人民共和国药典[S]. 2020年版. 北京:中国医药科技出版社,2020.

[2] 中国食品药品检定研究院. 中国药品检验标准操作规范(2019年版)[M]. 北京:中国医药科技出版社,2019.

[3] 国家药典委员会. 中国药典分析检刷技术指南(2017年版)[M]. 北京:中国医药科技出版社,2019.

[4] 国家药典委员会. 中药材薄层色谱彩色图谱集(第一册)[M]. 北京:人民卫生出版社,2009.

[5] 卓菊. 中药制剂检测技术[M]. 2版. 北京:中国医药科技出版社,2017.

[6] 卓菊. 中药制剂检测技术[M]. 3版. 北京:中国医药科技出版社,2021.

[7] 田友清. 中药制剂检测技术[M]. 3版. 北京:人民卫生出版社,2018.

[8] 马丽虹. 中药制剂检测技术[M]. 3版. 北京:中国医药科技出版社,2022.

[9] 邹小丽. 药物检测技术[M]. 北京:化学工业出版社,2021.

[10] 杨红. 药物分析[M]. 3版. 西安:西安交通大学出版社,2020.

[11] 俞浩. 中药分析与检测[M]. 3版. 北京:化学工业出版社,2022.

学 习 笔 记

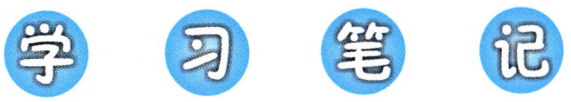